国家级一流本科专业建设经费资助项目

江苏高校品牌专业建设工程经费资助项目

江苏省"十四五"国际化人才培养品牌专业建设经费资助项目

江苏省教育厅药学学科综合训练中心专项经费资助项目

江苏省教育厅基础医学教学实验中心专项经费资助项目

江苏高校优势学科建设工程经费资助项目(PAPD)

苏州大学一流本科专业建设经费资助项目

药学创新实验教程

主编 杨 红 汪维鹏

科学出版社

北 京

内 容 简 介

本教材由88个实验构成。其中,细胞与分子生物学实验24个,天然药物化学实验10个,药物化学实验20个,药理学实验8个,药剂学实验14个,药物分析实验12个。各实验均含有实验目的、实验原理、实验材料、实验流程、实验操作、注意事项和思考题。

本教材将药学领域重要学科中有利于启发创新的实验集于一册,引导读者自主学习、融会贯通,高效、快速地掌握相关知识和技能,培养创新意识与创新能力。可供药学领域各专业本科生用,亦可供相关领域研究生、教师和从业者参考。

图书在版编目(CIP)数据

药学创新实验教程 / 杨红,汪维鹏主编. —北京:科学出版社,2023.9
ISBN 978-7-03-074712-9

Ⅰ.①药… Ⅱ.①杨… ②汪… Ⅲ.①药物学-实验-教材 Ⅳ.①R9-33

中国国家版本馆 CIP 数据核字(2023)第 018769 号

责任编辑:周 倩 / 责任校对:谭宏宇
责任印制:黄晓鸣 / 封面设计:殷 靓

科 学 出 版 社 出版
北京东黄城根北街 16 号
邮政编码:100717
http://www.sciencep.com

南京展望文化发展有限公司排版
上海锦佳印刷有限公司印刷
科学出版社发行 各地新华书店经销

*

2023 年 9 月第 一 版 开本:787×1092 1/16
2023 年 9 月第一次印刷 印张:14 1/4
字数:302 000

定价:80.00 元
(如有印装质量问题,我社负责调换)

《药学创新实验教程》
编委会

主　编

杨　红　　汪维鹏

副主编

张秀莉　　敖桂珍　　柯亨特　　孙雄华

张海洋　　薛　洁　　王义鹏　　姜　智

编　　委（以姓氏笔画为序）

王义鹏　　邓益斌　　叶　娜　　刘　扬　　刘　帆

孙雄华　　李环球　　李嫄渊　　杨　红　　吴文倩

汪维鹏　　张　丽　　张　健　　张秀莉　　张经硕

张晓洁　　张海洋　　陈喜华　　欧阳艺兰　郑超湳

柯亨特　　姜　智　　祝　颂　　敖桂珍　　钱培刚

徐乃玉　　徐明明　　唐永安　　谢　莲　　薛　洁

目　录

第六部分　药物分析实验 191

第一部分

细胞与分子生物学实验

实验一　细胞培养液的配制和无菌处理

一、实验目的

(1) 掌握配制细胞基础培养液的方法和操作要求。

(2) 熟悉消化液、PBS 溶液的配制和无菌处理。

(3) 了解培养基中主要的成分。

二、实验原理

细胞培养液是维护组织细胞生存、生长及进行细胞培养各项操作过程中所需的基本溶液,主要包括平衡盐溶液、培养基及其他培养液。平衡盐溶液是组织细胞培养中常用的基本液体,可以维持渗透压、调节 pH,常用于洗涤组织、细胞等。PBS 溶液、Hanks 溶液是两种常用的平衡盐溶液。培养基是维持细胞生长的营养物质,是提供细胞营养和促进细胞生长增殖的物质基础。培养基中主要的成分包括氨基酸、碳水化合物、维生素、无机离子与微量元素。培养基可分为天然培养基、合成培养基和无血清培养基。合成培养基的化学成分明确,有利于细胞实验的重复,被广泛地使用,如 RPMI1640、MEM 等培养基。合成培养基需要添加血清,添加血清后的培养基又称为"完全培养基"。广泛应用的血清种类有马血清和牛血清,牛血清又分为胎牛血清、新生牛血清和小牛血清。血清终浓度多为 5%～20%,最常用的是 10%。其他细胞培养液常用的是胰酶,用于消化细胞,浓度一般为 0.1%～0.25%。配制好的培养基需要立即除菌,因培养基中部分化合物具有热不稳定性,因此对培养基进行除菌。

三、实验材料

1. **药品和试剂**　干粉培养基(RPMI1640)、小牛血清、$NaHCO_3$、稀盐酸、胰酶粉、双抗(青霉素、链霉素)、D-Hanks 溶液、氯化钾、KH_2PO_4、NaCl、$Na_2HPO_4 \cdot 7H_2O$、三蒸水。

2. **仪器和材料**　真空抽滤装置 1 套、超净工作台 1 台、高压蒸汽灭菌锅 1 台、玻璃棒 1 根、pH 计 1 台、电子天平 1 台、1 000 mL 量筒 1 个、1 000 mL 烧杯 1 个、1 000 mL 和 100 mL 容量瓶各 1 个、0.22 μm 微孔滤膜 1 张、50 mL 离心管 1 个、1 mL 移液枪 1 支、1 mL 枪头 1 盒。

四、实验流程

干粉培养基(RPMI1640)→三蒸水溶解→加入双抗→加入 $NaHCO_3$→定容→调节 pH

→过滤除菌→热灭活血清→配成含血清10％的完全培养基→PBS溶液配制→配制0.25％胰蛋白酶。

五、实验操作

1. 过滤器的准备和安装　首先将润湿后的滤膜光面向上置于滤器上,然后将装有滤膜的滤器包装好,进行高压蒸汽灭菌,灭菌完成后放入超净工作台内安装并检查,为过滤做准备。

2. RPMI1640基础培养基的配制　将干粉培养基(RPMI1640)倒入烧杯中,加入总量1/3的三蒸水,再用总量1/3的三蒸水冲洗包装内面2次,一并倒入烧杯中置于磁力搅拌器搅拌溶解。根据产品说明书加入2 g NaHCO$_3$,以及终浓度为100 U/mL的青霉素和100 μg/mL链霉素。用稀盐酸调节培养基的pH为7.0～7.2。定容后过滤除菌。取45 mL除菌后的合成培养基于50 mL无菌离心管中,其余分装后于4℃冰箱内保存备用。

3. RPMI1640完全培养基的配制　市售的小牛血清一般做了灭菌处理,但在使用前还应做热灭活处理,即通过加热的方法破坏补体。将血清放入56℃水浴锅中加热30 min,其间不时轻轻摇晃,使受热均匀,防止沉淀析出。然后向装有45 mL RPMI1640合成培养基的离心管中加入5 mL小牛血清,则含10％小牛血清的RPMI1640完全培养基就配制完成了。

4. PBS溶液配制　分别称量0.2 g KCl、0.2 g KH$_2$PO$_4$、8.0 g NaCl、2.16 g Na$_2$HPO$_4$·7H$_2$O,混合在一起,加入800 mL三蒸水充分搅拌溶解,然后加入稀盐酸调pH至7.4,最后定容到1 L即可。

5. 0.25％胰蛋白酶的配制　称取0.25 g酶粉,加入适量的D-Hanks溶液搅拌溶解,溶解完全后定容至100 mL,最后滤过除菌即可。

六、注意事项

(1) 培养基配制好后,要先抽取少许放入培养瓶内,在37℃温箱中放置24～48 h,以检查培养基是否被污染。
(2) 完全培养基每次的配液量应以使用两周左右的量为宜。

七、思考题

(1) Hanks溶液和D-Hanks溶液的区别是什么?
(2) 进行细胞培养时,培养基中为什么要加入一定量的小牛血清?
(3) 如何确认所配制的培养基没有被污染?

(张秀莉)

实验二　细胞的冻存和复苏

一、实验目的

(1) 掌握细胞冻存和复苏的原理及其操作过程。

(2) 熟悉细胞无菌操作理念。

二、实验原理

细胞的代谢程度会随着环境温度的下降而减少。为了长时间保持细胞的状态,一般将细胞冻存在低温环境进行长期保存,如保存于−196℃液氮中,这个过程称为冻存。当需要使用细胞时,再把低温下的细胞解冻,重新培养,这个过程称为复苏。细胞复苏和冻存的基本原则是"缓慢冻存,快速复苏"。这样可以最大限度地保存细胞活力。细胞冻存多采用甘油或二甲基亚砜(DMSO)作为保护剂,这两种物质能提高细胞膜对水的通透性,加上缓慢冷冻可使细胞内的水分渗出细胞外,减少细胞内冰晶的形成,从而减少由于冰晶形成造成的细胞损伤。复苏细胞应该采用快速融化的方法,这样可以保证细胞外结晶在很短的时间内融化,避免由于缓慢融化使水分渗入细胞内再结晶对细胞造成损害。

三、实验材料

1. 药品和试剂　胎牛血清、α-MEM培养基、双抗(青霉素、链霉素)、0.25％胰蛋白酶溶液、二甲基亚砜、HepG2细胞。

2. 仪器和材料　离心机1台、冰箱1台、倒置显微镜1台、液氮罐、程序降温盒1个、水浴锅1个、T25培养瓶1个、废液缸1个、1 mL和10 μL枪头各1盒、移液枪1套、15 mL离心管2个、冻存管1个、细胞计数板1块、标记笔1支、封口膜1卷。

四、实验流程

1. 细胞冻存　配制冻存液→消化细胞→终止消化→离心→重悬细胞→计数→装入冻存管→标注信息→程序降温盒降温→−80℃冰箱降温→液氮冻存。

2. 细胞复苏　取出细胞→解冻细胞→加入培养基→离心→重悬→接种培养。

五、实验操作

1. 细胞冻存　按照胎牛血清：二甲基亚砜＝9：1的比例配制好细胞冻存液备用。

取对数生长期的细胞,用0.25%胰蛋白酶溶液把单层生长的细胞消化下来,移至15 mL离心管中。1 000 r/min离心5 min。去除上清液,加入适量配制好的冻存液,用吸管轻轻吹打使细胞均匀,计数,调节冻存液中细胞的最终密度为1×10^6/mL左右。在冻存管上标注细胞的名称,冻存时间及操作者。冻存:拧紧冻存管盖,放置于冻存盒内转移至−80℃冰箱内过夜,第二日转移至液氮中。也可采用梯度降温的方式进行冻存,4℃放置20 min、−20℃放置30 min、−80℃过夜,第二日转移至液氮中。

2. 细胞复苏 从液氮容器中取出冻存管,直接浸入37℃水浴中,并不时摇动令其尽快融化。从37℃水浴中取出冻存管,75%酒精消毒后移入超净工作台,打开冻存管盖子,用吸管吸出细胞悬液转入离心管中并加入5倍左右培养液,混匀。1 000 r/min离心5 min。弃去上层清液,加入含10%胎牛血清培养液重悬细胞,计数,调整细胞密度,接种培养瓶。标注细胞名称、代数、日期后,37℃培养箱静置培养。次日更换一次培养液,继续培养。

六、注意事项

(1) 在冻存和复苏细胞过程中,要避免被液氮冻伤,操作时应戴好护目镜和手套。
(2) 冻存前,应仔细检查细胞冻存管是否密封,以免复苏时因受热发生爆炸伤人。
(3) 运用"缓慢冻存,快速复苏"的原理处理细胞。

七、思考题

(1) 从液氮中取细胞时应采取哪些安全防护措施?
(2) 细胞冻存和复苏的基本原则是什么?

(张秀莉)

实验三 细胞的荧光观察

一、实验目的

(1) 掌握免疫荧光标记技术的原理。
(2) 熟悉细胞标本处理和免疫染色的操作流程。
(3) 了解正置荧光显微镜观察细胞内特定蛋白质分布的方法。

二、实验原理

免疫荧光技术(immunofluorescence technique，IF)是将免疫学方法与荧光标记技术相结合，用于研究特异蛋白抗原在细胞内分布的方法。基于抗原-抗体特异性结合的原理，先用荧光抗体标记细胞内特定蛋白质抗原，随后通过显微镜技术观察所标记蛋白质的细胞定位，并分析蛋白质之间的互作关系。显微镜有多种可供选择，如荧光显微镜、激光共聚焦显微镜等，具体取决于应用目的或研究人员的关注重点。本实验以正置荧光显微镜观察细胞内目标蛋白质的分布为例。

免疫荧光技术包括直接法与间接法。直接法是指将荧光素标记的已知抗体直接进行细胞染色测定未知抗原。优点是耗时短，适用于标准免疫荧光技术实验中对样本进行快速分析，但必须使用一种功能良好且对目标抗原高度敏感的抗体，由于直接法检测不同的抗原需要不同的特异性荧光抗体，因此缺点是成本高昂，且限制了实验设计的灵活性。间接法是指先将一抗与抗原结合，然后加入荧光素标记的二抗进行染色。间接法可根据实验目的将不同的荧光二抗与不同的一抗组合使用，优点是实验设计灵活性好、经济性好。另外，二抗的信号放大作用可实现荧光增强，灵敏度更高。因此，间接法是绝大多数研究人员的首选方法。本实验主要介绍间接法。

三、实验材料

1. 药品和试剂　PBS 溶液、4% 多聚甲醛溶液、含 0.3% Triton X - 100 和 3% BSA 的 PBS 溶液、一抗、荧光二抗、抗荧光摔灭封片液。

2. 仪器和材料　正置荧光显微镜 1 台、1 mL 移液枪 1 支、24 孔细胞培养板 1 块、载玻片 1 盒、盖玻片 1 盒、镊子 1 把、湿盒 1 个。

3. 细胞　任意动物细胞(要求贴壁生长状态好)。

四、实验流程

细胞玻片的制备→固定→通透与封闭→免疫染色→荧光观察。

五、实验操作

1. 细胞玻片的制备　传代培养时，将贴壁细胞接种到预先放置盖玻片的培养板中，待细胞接近长成单层后吸弃培养液，加入 1 mL PBS 溶液，洗涤 2 次。

2. 固定　在制备好的细胞玻片上滴加 4% 多聚甲醛溶液固定 15 min；PBS 溶液洗涤 3 次，每次 10 min。

3. 通透和封闭　将固定后的细胞玻片在含 0.3% Triton X - 100 和 3% BSA 的 PBS 溶液中室温通透封闭 1 h；PBS 溶液洗涤 3 次，每次 10 min。

4. 免疫染色　加入一抗，4℃孵育过夜；PBS 溶液洗涤 3 次，每次 10 min；加入荧光二抗,室温孵育 2 h;用 PBS 溶液洗涤 3 次,每次 10 min;取出玻片,自然晾干,抗荧光捽灭封片液封片,荧光显微镜下立即观察。若不立即观察,应将标本置于 4℃ 或 −20℃ 避光保存,以免因标记蛋白质解离或荧光减弱而影响实验结果。

5. 荧光观察

(1) 打开荧光光源控制电源,按激发按钮,电源和汞灯指示灯都亮说明激发成功。

(2) 根据相应的荧光染料,在物镜转换器下方荧光转盘选取荧光滤色块(DAPI/FITC/TRITC)。

(3) 成像系统操作:打开相机控制器开关(U3 控制器),指示灯显示绿色为稳定,10 s 后打开电脑中的图像拍摄软件,调整自动保存文件夹及保存格式,选择视野进行拍照。

(4) 关闭显微镜系统。

以上四步操作分开执行,反之可关闭系统。

六、注意事项

(1) 根据目标抗原的性质选择适当的固定剂和通透剂。

(2) 免疫染色时,抗体孵育应尽量在湿盒中进行。

(3) 荧光抗体孵育时必须注意避光。

(4) 荧光光源开关间歇须大于 30 min。

七、思考题

(1) 试述免疫荧光技术的原理和应用。

(2) 美国科学家埃里克·本茨格(Eric Betzig)由于实现了单分子水平的超高分辨率荧光显微技术,2014 年获得了诺贝尔化学奖。2020 年他的研究成果又登上 *Science* 杂志的封面,实现了超分辨率的光学显微镜技术和电子显微镜技术融合,最终以三维(3D)形式呈现细胞内部清晰的细节。结合这位科学家的科研历程,谈一谈你对科学研究的理解与认识。

(李嫄渊)

实验四　动物细胞的原代培养

一、实验目的

(1) 掌握动物细胞原代培养的基本方法。

（2）熟悉动物细胞培养中的无菌操作。

二、实验原理

原代培养也叫初代培养，是将动物机体的各种组织从机体中取出，经各种酶（常用胰蛋白酶）、螯合剂[常用乙二胺四乙酸二钠（EDTA）]或机械方法处理，分散成单细胞，置于合适的培养基中培养，使细胞得以生存、生长和繁殖。一般说来，幼稚状态的组织和细胞如动物的胚胎、幼仔的脏器等更容易进行原代培养。原代培养方法主要有组织块贴壁培养法和分散细胞培养法两种。原代培养的细胞具有很多特点，其最大的优点是组织和细胞刚刚离体，生物学特性未发生很大变化，仍具有二倍体遗传性状，最接近和能反映供体体内生长特性，因此原代培养细胞是研究基因表达的理想系统，也很适合做药物测试、细胞分化、疫苗制备等实验研究。所以细胞原代培养技术是从事组织培养工作者应熟悉和掌握的最基本的技术。

三、实验材料

1. **药品和试剂** 双抗溶液（青霉素、链霉素）、DMEM培养基、0.25%胰蛋白酶溶液、D-Hanks溶液、酒精棉球、75%乙醇溶液、胎牛血清。

2. **仪器和材料** 高压灭菌锅、离心机、二氧化碳培养箱、水浴锅、T25培养瓶1个、不锈钢200目筛1个、10 cm培养皿3个、3 mL巴氏吸管1根、血细胞计数板1块、15 mL离心管1支、眼科剪2把、眼科镊2把、1 mL枪头1盒、移液枪1套。

3. **实验动物** 乳鼠1只。

四、实验流程

处死乳鼠→消毒→暴露肾脏→取肾脏→清洗肾脏→剪碎过筛→胰酶消化→终止消化→离心→重悬细胞→计数→接种培养。

五、实验操作

胰酶消化法：

（1）将手术器械和200目筛清洗干净后，整齐放入饭盒盖好，放入高压灭菌锅，121℃灭菌30 min。

（2）将乳鼠用颈椎脱位法处死。

（3）浸入75%乙醇溶液中数秒后取出，放入培养皿中，背部朝上，转入超净工作台。用酒精棉球在小鼠背部擦拭消毒。

（4）用酒精棉球在小鼠背部擦拭消毒，左手持眼科镊提起小鼠腰部皮肤，右手持眼科剪剪开皮肤，暴露腰部。剪开腰部的肌肉，取出肾脏置于培养皿中。

（5）去除肾被膜及肾盂，用D-Hanks溶液洗涤3次，剪取肾皮质部分，移入另一个培养皿中,加入少量 D - Hanks 溶液,用眼科剪连续反复剪切肾脏,剪成 1 mm³ 左右的组织块,将剪碎的组织液过 200 目筛后,滤液转入 15 mL 离心管中静置 5 min,然后缓慢吸弃上清液。

（6）向组织沉淀中加入 1 mL 0.25% 胰蛋白酶溶液,37℃ 水浴锅中消化约 20 min,每隔 5 min 振荡混匀 1 次,消化完后,1 000 r/min 条件下离心 10 min,弃去上清液。

（7）向沉淀中加入 3 mL 含 10% 胎牛血清 DMEM 培养基,缓慢吹打重悬细胞。

（8）用血球计数板进行细胞计数,将细胞以 $(3\sim5)\times10^5$ 个/mL 密度接种于 T25 培养瓶中。在培养瓶上标注细胞名称、实验者姓名、日期,最后将培养瓶放于 37℃ 的 CO_2 培养箱中静置培养。逐日观察细胞的生长状态。

六、注意事项

（1）整个过程的无菌性是成功获得原代细胞的基础。

（2）所有解剖器械、器皿等要经过高压灭菌。

（3）严格遵守无菌操作流程。

（4）实验结束后应将废液和废物及时移出无菌室,并用酒精棉擦拭超净工作台,然后打开超净工作台的内置紫外灯,保证清洁。

七、思考题

（1）消毒灭菌的常用方法有哪些?

（2）什么是原代培养、传代培养?

（3）细胞生长需要满足哪些条件?

（张秀莉）

实验五 细胞的传代培养和外源基因转染

一、实验目的

（1）掌握细胞的原代培养和传代培养的基本操作。

（2）熟悉外源基因带入真核细胞的主要方法——脂质体介导转染法。

（3）了解外源基因进入的一般性方法,观测外源蛋白质的表达。

二、实验原理

从生物体内取出某种组织或细胞,模拟体内生理条件,在人工培养条件下使其生存、生长、繁殖或传代,这一过程称为细胞培养。细胞培养技术的最大优点是使人们得以直接观察活细胞,并在可控的环境条件下进行实验,避免了体内实验时的许多复杂因素,还可以与体内实验互为补充,可同时提供大量生物性状相同的细胞作为研究对象,耗费少,比较经济,因此成为生物学研究的重要手段。

细胞培养可分为原代培养和传代培养。直接从体内获取的组织细胞进行首次培养称为原代培养;当原代培养的细胞增殖达到一定密度后,则需要做再培养,即将培养的细胞分散后,从一个容器以 1:2 或其他比率转移到另一个或几个容器中扩大培养,称为传代培养,传代培养的累积次数就是细胞的代数。

外源基因进入细胞主要有 4 种方法:电击法、磷酸钙法、脂质体介导转染法和病毒介导转染法。电击法是在细胞上短时间暂时性地穿孔以让外源质粒进入;磷酸钙法和脂质体介导转染法是利用不同的载体物质携带质粒通过直接穿膜或膜融合的方法使外源基因进入细胞;病毒介导转染法是利用包装了外源基因的病毒感染细胞使外源基因进入细胞的方法。但是因为电击法和磷酸钙法的实验条件控制较严、难度较大;病毒介导转染法的前期准备较复杂,而且可能对细胞有较大影响;所以现在对于很多普通细胞系,一般的瞬时转染方法多采用脂质体介导转染法。

利用脂质体介导转染法最重要的是防止其毒性,因此脂质体与质粒的比例,细胞密度及转染的时间长短和培养基中血清的含量都是影响转染效率的重要问题,通过实验摸索的合适转染条件对于效率的提高有巨大的作用。

三、实验材料

1. 药品和试剂 EP 管、培养基、脂质体、胰蛋白酶溶液、PBS 溶液、EGFR 质粒。

2. 仪器和材料 酒精灯 1 盏、50 mm 培养皿 4 个、6 孔板 1 个、1 mL 移液枪 1 支、1 mL 枪头 5 个、离心机、倒置显微镜、荧光显微镜、细胞培养箱、无菌超净工作台。

3. 细胞 任意动物细胞(要求贴壁生长状态好)。

四、实验流程

1. 细胞传代 观察细胞生长状态→弃掉培养基、用 PBS 溶液洗涤→胰蛋白酶溶液消化→加入 1 mL 培养基终止反应→离心收集细胞→用培养基重悬细胞→计数后,选择一定数量细胞放入培养皿中,继续培养。

2. 细胞转染 转染试剂准备→在转染管中加入无血清培养基和适量的 EGFR(质粒的 DNA)→振荡后加入转染试剂,再次振荡→混合液室温放置 10~15 min→吸去培养基→PBS 溶液清洗 1 次→加入上述混合液,细胞放入培养箱中培养 2 h→观察实验结果。

五、实验操作

1. 细胞传代

（1）无菌超净工作台：将玻璃板保持合适高度，喷酒精，内部准备好需要的东西，管架在左边，小容器在右边，移液管在前面，试剂在后面。

（2）取出加热过的培养基，用酒精喷每一件物品后放入无菌超净工作台。

（3）从培养箱中取出细胞，放在显微镜下观察细胞状态。

（4）酒精喷培养皿后，放于无菌超净工作台。使用移液枪从培养皿中吸出已经使用过的培养基，用PBS溶液冲洗细胞，注意不要直接吹向细胞，会使贴壁不牢的细胞被冲洗下来。

（5）加入胰蛋白酶溶液，将细胞从培养皿上消化下来，在显微镜下观察细胞分离情况。

（6）消化完毕后，加入大于胰蛋白酶溶液体积一倍量的培养基终止消化，轻轻吹打，使细胞分散均匀，将悬液吸到离心管中，800 r/min 离心 5 min。

（7）离心后可以看到细胞沉淀在离心管下部，用移液枪将培养基弃除，注意不要碰到细胞。之后重新加入新鲜培养基吹散细胞团，形成单细胞的均匀溶液。

（8）从悬液中取出一个小样本到细胞计数板上进行计数，估算出总细胞量。根据细胞数量确定传代比例，用新鲜培养基稀释后，加到一个新的培养皿中，采用"8"字法摇匀，使细胞均匀分布。标注名称、日期后放到培养箱中。

2. 细胞的转染

（1）以向转染6孔板中转染外源EGFP质粒为例进行演示。第一步，将消化下来的细胞均匀铺到6孔板中。等待 24 h 贴壁以后进行操作。

（2）待贴壁后，进行换液，换成 1 mL 无血清培养基，以有利于增加转染效率。

（3）准备2个EP管，在一个EP管中先将脂质体用减血清培养基稀释并静置 5 min；在另一个EP管中将EGFP质粒与适量减血清培养基混合。脂质体的体积与EGFP质粒质粒的比例约为2:1。

（4）将两个EP管混合均匀，静置 10～15 min。

（5）吸取培养板中的培养基，用PBS溶液清洗 1 次，每一个EP管平均滴加到6孔板中的2个孔。放入培养箱中 1 h。

（6）1 h 后，将培液换成完全培养基，继续培养 24～48 h。

（7）荧光显微镜观察。将培养皿放在荧光显微镜下，观察绿色荧光蛋白表达情况，验证转染情况。

六、注意事项

（1）不同细胞大小、生长速度均不相同，转染质粒时候，则需要细胞数量多一些，在80%～90%。

（2）进行转染时应旋转滴加。

（3）转染前应换成无血清、无抗生素培养基，转染完毕后再换成完全培养基。

七、思考题

（1）外源基因进入细胞的转染方法有哪些？各有什么优缺点？

（2）新型冠状病毒感染给世界造成了巨大损失，也是目前世界上亟待解决的一大难题。然而，并不是所有病毒都会给人们造成伤害，有的病毒具有一定的应用价值，如外源基因转染方法中的慢病毒转染等。请通过查阅资料，举例说明病毒在不同领域发挥的作用。

（张海洋）

实验六　细菌的接种、培养和保存

一、实验目的

（1）掌握无菌操作技术。

（2）熟悉微生物平板接种方法。

二、实验原理

1. 按无菌操作技术　要求将目的微生物的培养物或含有微生物的样品移植到培养基上的操作技术称为接种。

2. 接种方法　平板接种法、斜面接种法、液体接种法和半固体穿刺接种法。

3. 细菌的培养方法

（1）一般培养法：适用于一般需氧菌和兼性厌氧菌培养。

（2）CO_2 培养法：适用于肺炎链球菌、奈瑟菌属和嗜血杆菌属等培养。

（3）厌氧培养法：适用于专性厌氧菌生长，常用的厌氧培养方法有厌氧罐法、气袋法及厌氧箱 3 种。

4. 菌种保藏　是指通过适当方法使微生物长期存活，并保持原种的生物学性状稳定不变的一项措施。

5. 保藏方法　冰箱保藏法（斜面）、冰箱保藏法（半固体）、液状石蜡封藏法、甘油悬液保藏法、砂土保藏法、冷冻干燥保藏法和液氮超低温保藏法。

三、实验材料

1. 药品和试剂　甘油、琼脂粉、蒸馏水。

2. 仪器和材料　封口膜、酒精灯 1 盏、酒精棉球、接种环 1 个、培养皿 2 个、高压蒸汽灭菌锅、恒温培养箱。

3. 细菌　标准菌种。

四、实验流程

1. 细菌的接种、培养实验　酒精棉球消毒→蘸取菌液、菌种划线→重复划线、铺满平板→恒温培养。

2. 细菌的保存实验　菌种培养至对数期→菌液＋50％甘油等体积混合→封口并标注相关信息→移至−80℃保存。

五、实验操作

1. 菌种的接种和培养

（1）实验开始前用酒精棉球擦拭台面及双手。

（2）点燃酒精灯，右手拿接种环，烧灼冷却后，左手打开盛有菌液的 EP 管，置于酒精灯火焰前，小心蘸取菌液。左手抓握琼脂平板（让培养皿盖留于桌上），在酒精灯火焰左前上方，使平板面对火焰，右手将已沾满菌液的接种环在琼脂表面密集而不重叠地来回划线，面积约占平板的 1/6～1/5，此为第一区。

（3）划线时接种环与琼脂呈 30～40 度角轻轻接触，切忌划破琼脂。在第一区划线末端重复 2～3 根线后，再划下一区（约占 1/4 面积），此为第二区。用同样方法划第三区，划满整个培养皿。

（4）划线完毕，将平板扣入培养皿盖并做好标记，写清菌种名称、操作人及日期。

（5）倒置转移至 37℃恒温培养箱中孵育 16～24 h 观察菌落表面菌落分布情况，注意是否分离出单个菌落，并记录菌落特征（如大小、形状、透明度、颜色等）。

2. 菌种的保存

（1）将要保藏的菌种接种于 LB（Luria-Bertani）或其他液体培养基培养至对数生长期，肉眼可见浑浊即可。

（2）无菌条件下与浓度 50％甘油 1∶1 等体积混合于 1.5 mL EP 管中，封好封口膜，标注好日期、操作者及菌种相关信息。

（3）转移至−80℃冰箱内保存。

六、注意事项

（1）进行接种所用的 EP 管，培养皿及培养基等必须经消毒灭菌，打开包装未使用完的器皿,不能放置后再使用。

(2) 接种样品、转种细菌必须在酒精灯前操作。

(3) 微生物操作应严格按照要求操作,做好防护。

七、思考题

(1) 在进行细菌接种培养操作时需要注意哪些?

(2) 细菌培养的方法有哪些? 分别适用于什么类型菌种培养?

(王义鹏)

实验七　离心机的使用

一、实验目的

掌握离心机的原理和使用方法。

二、实验原理

1. 离心机的应用　离心机的应用非常广,尤其是超速离心技术已成为分离、纯化各种生物大分子、药物分子的重要手段之一。

2. 离心机的分类　离心机按转速分为低速离心机、高速离心机和超速离心机。

(1) 低速离心机容量从几毫升至几升,最大转速可达到 6 000 r/min 左右,通常用于收集易沉降的大颗粒物质。

(2) 高速离心机容量不超过 3 L,最大转速可达 20 000~25 000 r/min,一般用于微生物菌体、细胞碎片、大细胞器、免疫沉淀物等的分离纯化。

(3) 超速离心机容量为几十毫升至 2 L,最大转速可达 50 000~80 000 r/min,通常用于核酸、蛋白质及病毒的测定与分析。

3. 离心机原理　通过离心机的转子旋转产生的离心力,加快液体中颗粒的沉降速度,使液体中不同沉降系数和不同浮力密度的物质分离。

三、实验材料

1. 药品和试剂　悬浮细胞 T25。

2. 仪器和材料　低速离心机 1 台,5 mL 离心管 2 支和离心管架 1 个,1 mL 枪头 1 盒,

1 mL 移液枪 1 支。

四、实验流程

装样→配平→对称放样→检查离心机→离心→清洁。

五、实验操作

(1) 取 1 支干净的 5 mL 离心管于离心管架上,用移液枪吸取 3 mL 悬浮细胞液至离心管中。

(2) 取另 1 支新的离心管与前者配等质量的水。

(3) 打开离心机,对称放入样品离心管。

(4) 盖上离心机盖子,检查离心机放置是否平稳。

(5) 设置离心转速和时间(如 800 r/min,3 min),开始离心。

(6) 离心结束,小心取出 2 支离心管,注意避免晃动离心管。

(7) 清洁离心机内部,关机。

六、注意事项

(1) 离心机应始终处于水平位置,外接电源系统的电压要匹配并配有良好的接地线。

(2) 开机前应检查机腔有无异物掉入。

(3) 样品应预先平衡,使用离心机微量离心时,离心套管与样品应同时平衡。

(4) 离心挥发性或腐蚀性液体时,应使用带盖的离心管,并确保液体不外漏以免侵蚀机腔或造成事故。

(5) 每次操作完毕,应做好使用情况记录,应定期对离心机各项性能进行检修。

(6) 离心过程中若发现异常现象,应立即关闭电源,报请有关技术人员检修。

(7) 定期清洁机腔。

(8) 使用冷冻离心机时,除注意以上各项外,还应注意擦拭机腔的动作要轻柔,以免损坏机腔。

(9) 放置离心管遵循中心对称原则,如管为单数不对称时,应再加一管装相同质量的水调整对称。

七、思考题

(1) 按离心机转速分,离心机有哪些种类?各自的适用范围是什么?

(2) 超速离心方法适用的样品有哪些?

(3) 离心操作应注意控制哪些条件?离心转速和沉降时间有何关系?

(张秀莉)

实验八 超微量分光光度计的使用

一、实验目的

（1）掌握超微量分光光度计的基本操作。

（2）了解超微量分光光度计的基本功能。

二、实验原理

超微量分光光度计，是利用分光光度法对物质进行定量分析的仪器，常用于核酸、蛋白质和细菌生长密度的定量分析。与传统分光光度计相比，超微量分光光度计可以检测 $0.5\sim2~\mu L$ 的样品，同时具有非常高的准确性和重复性。超微量分光光度计对物质浓度的检测依据朗伯-比尔定律（Lambert-Beer law），即 $A=\varepsilon\times b\times C$，其中 A 为吸光度，ε 为吸光系数，b 为光程，C 为物质的浓度。

三、实验材料

1. 药品和试剂 核酸或蛋白质样品。

2. 仪器和材料 超微量分光光度计和微量移液器、无尘纸、比色皿。

四、实验流程

开机并擦拭基座→软件主界面→空白校对→样品滴加与检测→数据记录。

五、实验操作

1. 超微量分光光度计基本结构 超微量分光光度计基本结构包括上基座、比色皿插槽、下基座和显示屏。

2. 加样操作 抬起上基座，用微量移液器把微量样品（$2~\mu L$）加到下基座上。放下上基座，在上基座与下基座之间自然形成液柱，然后开始检测。检测完成后，抬起上基座，用干净的无尘纸把上、下基座上的样品擦干净，以免样品残留影响下次检测。测试结束后，请用纯净水清洗检测头 3 次。

3. 核酸检测操作步骤

（1）在主界面，点击"核酸检测"图标后进入核酸检测功能。

（2）ID 为样品批号，默认为当前时间，可根据需要重新设定。

（3）点击选择核酸类型，选择 DNA－50 做 dsDNA 检测，RNA－40 做 RNA 检测，ssDNA－33 做单链 DNA 检测，选择"其他"时，可根据需要输入核酸因子。

（4）在对样品进行检测之前，必须先用缓冲液做空白校准，空白校准有效时间为 30 min，30 min 后系统会自动提示重新进行空白检测。

（5）使用干净无尘纸把基座上的空白溶液擦干净，取 2 μL 样品滴加到下基座上，放下上基座，点击"样品检测"进行检测。检测完成后必须用干净的无尘纸擦掉上、下基座上的样品，才可以检测下一个样品。

4. 蛋白质 A280 操作步骤

（1）在主界面，点击"蛋白 A280"图标进入蛋白质检测功能。

（2）界面中 A280 表明蛋白质浓度值是 280 nm 处的吸光度。

（3）界面中其他内容与核酸检测界面相同。

（4）在对样品进行检测之前，必须先用缓冲液做空白校准，空白校准有效时间为 30 min，30 min 后系统会自动提示重新进行空白检测。

（5）使用干净无尘纸把基座上的空白溶液擦干净，取 2 μL 样品滴加到下基座上，放下上基座，点击"样品检测"进行检测。检测完成后必须用干净的无尘纸擦掉上、下基座上的样品，才可以检测下一个样品。

5. 比色法检测蛋白质溶液

（1）比色法是用来检测非纯蛋白质浓度的方法，包括 BCA 法、劳里法（Lowry method）和考马斯亮蓝 G－250 染色法（Bradford method）。这里以 BCA 法为例，介绍具体的操作方法。

（2）主界面点击"比色法"图标后，再点击"标准曲线"进入标准曲线界面。

（3）点击"新建曲线"图标，输入新建曲线名称。接着点开样品浓度下拉菜单，选择标准品的浓度单位，并在输入框中输入标准品浓度值。在界面中单击标准品名，选中该标准品后底色变为蓝色，然后依照空白校准、样品检测顺序测得该标准品的吸光度。按照同样的步骤测量其他标准品的吸光度。全部标准品检测完成后，点击保存曲线图标，保存新建的曲线。

（4）标准曲线建好后，在比色法检测初始界面中导入新建的曲线后，就可以对非纯蛋白质样品进行蛋白质浓度检测了。

6. 全波长扫描

（1）超微量分光光度计可以像普通紫外-可见分光光度计一样测量样品 200～800 nm 的吸光度。主界面点击"UV－Vis"图标进入全波长扫描功能。

（2）在 UV－Vis 检测初始界面左侧区域，可根据需要在输入框中输入特征波长，样品检测完成后显示该波长的吸光度。

（3）空白光强和样品光强分别表示空白溶液和样品溶液在 200～800 nm 波长的光强。

（4）单击空白校准，校准完成后单击样品检测即可得到样品的全波长数据。在波长后的输入框内输入任意波长即可得到该波长下样品的吸光度。

7. OD600 检测　在主界面,点击"OD600"图标进入 OD600 检测界面。先空白校准,根据不同实验要求,空白可以是空气、空比色皿,或含空白溶液的比色皿。空白校准完成后,在比色皿中加入 2~3 mL 的待测溶液,插入比色皿插槽,点击样品检测,即可完成 OD600 检测。

六、注意事项

(1) 每次检测的样品都必须是刚加入的、新鲜配制的。

(2) 每个样品检测完成后必须用无尘纸擦掉基座上的样品,才能继续检测下一个样品。

(3) 比色法检测样品前需要建立标准曲线。

(4) 比色皿插入插槽时透明面应该与光路垂直。

七、思考题

(1) 超微量分光光度计与传统分光光度计相比其优势都有哪些?

(2) 非纯蛋白质样本为何要通过比色法而不是直接检测 A280 来获得蛋白质浓度呢?

(3) 超微量分光光度计作为一种精密仪器,在实验操作中需要树立哪些意识,这些意识对今后的学习和工作会产生什么影响?

(徐明明)

实验九　DNA 的提取和含量测定

一、实验目的

(1) 掌握 DNA 提取的原理。

(2) 熟悉 DNA 提取的主要方法。

(3) 了解使用试剂盒提取细胞中总 DNA 的操作方法及注意事项。

二、实验原理

1. DNA 结构　DNA 与组蛋白构成核小体,核小体缠绕成中空的螺旋管状结构,即染色丝,染色丝再与许多非组蛋白形成染色体。染色体存在于细胞核中,外有核膜及胞膜。从组织中提取 DNA 必须先将组织分散成单个细胞,然后破碎胞膜及核膜,使染色体释放出来,同时去除与 DNA 结合的组蛋白及非组蛋白。

2. 总DNA的提取原理　用细胞裂解液裂解细胞膜,收集细胞核,加入SDS破裂核膜,用蛋白酶K使核蛋白降解成小片段并从DNA上解离下来,经苯酚、氯仿抽提去除蛋白质,无水乙醇沉淀DNA,75%乙醇溶液洗涤DNA沉淀,真空干燥后,溶解于Tris-EDTA(TE)缓冲液中即得到高分子量的DNA。

3. 总DNA的提取方法

(1) 浓盐法:利用核糖核酸蛋白(RNP)和脱氧核糖核蛋白(DNP)在电解溶液中溶解度不同,将二者分离。

(2) 阴离子去污剂法:由于细胞中DNA与蛋白质之间常借静电引力或配位键相结合,十二烷基硫酸钠(SDS)或二甲苯酸钠等阴离子去污剂能使蛋白质发生变性,从而破坏这种共价键。

(3) 苯酚抽提法:苯酚作为蛋白质变性剂,同时具有抑制DNase的降解作用。用苯酚处理匀浆液时,由于蛋白质与DNA联结键已断,蛋白质分子表面含有很多极性基团与苯酚相似相溶。蛋白质溶于酚相,而DNA溶于水相。离心分层后取出水相,多次重复操作,再合并含DNA的水相,利用核酸不溶于醇的性质,用乙醇沉淀DNA。

(4) 离心柱法:离心柱法是将对核酸有吸附作用的官能团固定在离心柱基膜上,通过加入不同的裂解试剂和洗涤试剂并结合反复的离心操作,以达到核酸与杂质分离的目的。

三、实验材料

1. 药品和试剂　现取小鼠肝脏、DNA提取试剂盒、无水乙醇、细胞裂解液GA、蛋白酶K、高盐缓冲液GB、蛋白质清洗液GD、洗涤液PW、低盐洗脱缓冲液TE。

2. 仪器和材料　移液枪、恒温水浴锅、高速离心机、涡旋仪、超微量紫外分光光度计、收集管、EP管、擦镜纸。

四、实验流程

1. 基因组DNA提取　肝组织样品离心→裂解并加蛋白酶K水浴→加高盐缓冲液GB水浴→加无水乙醇涡旋→移至吸附柱并离心→加蛋白质清洗液GD离心、加洗涤液PW离心→吸附柱放入EP管→加低盐洗脱缓冲液TE离心→稀释至合适体积。

2. 超微量紫外分光光度计测定DNA含量　擦拭机器→选择DNA程序→空白检测→试样检测→仪器自动计算并记录实验数据→DNA分装于-20℃或保存于-80℃。

五、实验操作

1. 基因组DNA提取

(1) 将EP管中盛有的新鲜小鼠肝组织悬液放置于离心机中,10 000 r/min离心1 min。

(2) 加入200 μL细胞裂解液GA,上下颠倒数次振荡至彻底悬浮。加入20 μL蛋白酶K,振荡混匀,转移至提前设定为56℃的恒温水浴锅中水浴15 min。

（3）取回 EP 管，加入 200 μL 高盐缓冲液 GB，上下颠倒离心管充分混匀。转移至提前设定为 70℃的恒温水浴锅中水浴 10 min。

（4）取回 EP 管，加入 200 μL 无水乙醇，在涡旋仪上剧烈振荡 15 s 混匀。取出试剂盒中包含的吸附柱和收集管，将吸附柱装在收集管上，然后将所得溶液及沉淀都转移至吸附柱中。12 000 r/min 离心 30 s。

倒掉滤液，加入 500 μL 蛋白质清洗液 GD，12 000 r/min 离心 30 s。倒掉收集管中滤液。向吸附柱中加入 600 μL 洗涤液 PW，12 000 r/min 离心 30 s，倒掉收集管中滤液。再重复加入 600 μL 洗涤液 PW 重复离心操作。倒掉收集管中滤液，12 000 r/min 离心 2 min，去除收集管，把吸附柱放入洁净的 2 mL EP 管中。

（5）加入 100 μL 低盐洗脱缓冲液 TE，室温放置 5 min，12 000 r/min 离心 2 min。

（6）取离心所得的洗脱液，用低盐洗脱缓冲液 TE 稀释至合适体积。

2. 超微量紫外分光光度计测定 DNA 含量

（1）打开电源，开机完成后，将加样臂拉起，使用移液枪吸取 10 μL 超纯水，滴加到加样台上，停留片刻后用擦镜纸轻柔擦去。

（2）打开仪器实验界面，根据实验需要，选择"nucleic acid"，程序选择 DNA。先吸取 10 μL TE 缓冲液，滴加到加样台上，放下加样臂，点击"blank"进行空白检测以扣除背景值。

（3）用擦镜纸轻柔擦去缓冲液，吸取 10 μL 试样滴加到加样台上，放下加样臂，点击"measure"进行检测。

（4）检测完毕后，屏幕上显示试样的全波长吸收曲线和 A260、A280 值，并自动计算 A260/A280 的值，记录实验数据。

（5）对 DNA 进行分装，然后置于－20℃或者－80℃保存。

六、注意事项

（1）尽量简化操作步骤，缩短提取过程减少各种有害因素对核酸的破坏。

（2）减少化学因素对核酸的降解，一般 pH 为 4～10。

（3）减少物理因素如机械切力、高温对核酸的降解。

（4）基因组 DNA 长而弯曲，易断裂。操作过程中尽量轻缓，避免过度的溶液吹打转移，以及过高的温度。

七、思考题

（1）参考 DNA 结构，总结出 DNA 提取的原理是什么？

（2）试述 DNA 的浓度鉴定和纯度鉴定的主要方法。

（3）DNA 提取量过低的常见原因是什么？有哪些对策可以提高 DNA 提取量？

（王义鹏）

实验十　质粒 DNA 的提取和鉴定

一、实验目的

（1）掌握碱裂解法提取质粒的原理和实验操作方法。

（2）掌握琼脂糖凝胶电泳鉴定 DNA 的原理和方法。

（3）了解质粒 DNA 酶切的方法。

二、实验原理

质粒已成为目前最常用的基因克隆的载体分子，目前已有许多方法可用于质粒 DNA 的提取，本实验采用碱裂解法提取质粒 DNA。

碱裂解法抽提质粒 DNA 是基于染色体 DNA 与质粒 DNA 的变性与复性的差异而达到分离目的的。在碱性条件下，染色体 DNA 的氢键断裂，双螺旋结构解开而变性。质粒 DNA 的大部分氢键也断裂，但它的超螺旋共价闭合环状的两条互补链不会完全分离，当再将 pH 调至中性时，变性的质粒 DNA 又恢复到原来的构型。而染色体 DNA 不能复性，缠结成网状结构，通过离心，染色体 DNA 与不稳定的 RNA、蛋白质 - SDS 复合物等一起沉淀被除去。再进一步利用酚、氯仿去除蛋白质杂质，用无水乙醇沉淀质粒 DNA，即可得到纯化的质粒 DNA。

琼脂糖凝胶电泳是分离鉴定和纯化 DNA 片段的常用方法，琼脂糖是一种天然聚合长链分子，可以形成具有刚性的滤孔，凝胶孔径的大小决定于琼脂糖的浓度，因此，不同浓度的凝胶可分离不同分子大小的 DNA 片段。DNA 分子在琼脂糖凝胶中泳动时，有电荷效应和分子筛效应。DNA 分子在高于等电点的 pH 溶液中带负电荷，在电场中向正极移动，由于分子筛效应，可将大小和构象不同的核酸分子分离。在琼脂糖溶液中加入低浓度的溴化乙锭（EB），在紫外光下可以检出 10 ng 的 DNA 条带。

三、实验材料

1. 药品和试剂　LB 培养基；溶液 I（25 mmol/L Tris - HCL、10 mmol/L Na_2 EDTA、50 mmol/L 葡萄糖）；溶液 II（0.2 mol/L 氢氧化钠；1% SDS，使用前新鲜配制）；溶液 III（5 mol/L 乙酸钾 60 mL、冰醋酸 11.5 mL，加 ddH_2O 至 100 mL）；苯酚：氯仿：异戊醇（25∶24∶1）；无水乙醇；70% 乙醇；TE［10 mmol/L Tris - HCl（pH 8.0），1 mol/L EDTA（pH 8.0）］，RNase A（不含 DNA 酶 RNase，10 mg/mL，TE 配制，100℃加热 15 min，冷却

后用 1.5 mL EP 管分装,保存于−20℃);ddH$_2$O;10×缓冲液;限制性内切酶;琼脂糖粉;1×TBE[45 mmol/L Tris-硼酸,1 mmol/L EDTA(pH 8.0)]电泳缓冲液(pH 8.0);上样缓冲液(溴酚蓝);溴化乙锭(10 mg/mL)等。

2. 仪器和材料　恒温摇床、电热恒温培养箱、无菌超净工作台、恒温水浴箱、冷冻离心机、振荡器、移液枪、EP 管、电泳仪、紫外检测仪等。

3. 细菌　带有质粒的大肠杆菌。

四、实验流程

质粒获取→粗提 DNA→DNA 纯化→DNA 溶解。

质粒酶切→电泳→观察电泳结果。

五、实验操作

1. 质粒提取和纯化

(1) 在超净工作台内挑取 LB 固体培养基上生长的大肠杆菌(*E.coli*)单菌落,接种于 5.0 mL LB(含 100 μg/mL 氨苄西林溶液)液体培养基中,37℃、250 r/min 振荡培养过夜(12~14 h)。

(2) 移液枪取 1.5 mL 培养液加入 EP 管中,室温,12 000 r/min 离心 1 min。弃上清,将离心管倒置于卫生纸上几分钟,使液体尽可能流尽。

(3) 将菌体沉淀重悬于 100 μL 预冷的溶液Ⅰ中,剧烈振荡,使菌体分散混匀。

(4) 加 200 μL 新鲜配制的溶液Ⅱ,盖紧管口,快速温和地颠倒数次混匀,室温静止 5 min。

(5) 加入 150 μL 预冷的溶液Ⅲ,盖紧管口,将管温和颠倒数次混匀,冰浴 5 min。

(6) 12 000 r/min 离心 5 min,将上清液移至一个新的 EP 管中。

(7) 加入等体积的苯酚/氯仿/异戊醇混合液,振荡混匀,4℃,12 000 r/min 离心 10 min。

(8) 小心吸取上述离心后的上清液,并转移至另一 EP 管,不能将蛋白质层吸出。

(9) 加入 2.5 倍体积预冷的无水乙醇,混匀置于−20℃ 10 min。4℃、12 000 r/min 离心 15 min。

(10) 弃上清液,留沉淀,加入 1 mL 预冷的 70%乙醇溶液洗涤沉淀 1~2 次,10 000 r/min 离心 5 min,取沉淀,温箱或超净工作台干燥 DNA。

(11) 将沉淀溶于 20 μL TE 缓冲液(含 20 μg/mL RNase A),37℃水浴 30 min 以降解 RNA 分子,所得 DNA 样品−20℃冰箱中保存。

2. 限制性内切酶的酶切

(1) 在灭菌的 0.5 mL 的 EP 管中进行酶切反应。按顺序分别加入以下试剂(总体积 20 μL):ddH$_2$O 16.5 μL,10×缓冲液 2 μL,质粒 DNA 1 μL(0.2~1 μg),限制性内切酶 0.5 μL(1~2 U),上述试剂加完后混匀并短暂离心,放置于 37℃水浴 1~1.5 h。

（2）酶切结束，65℃水浴 10 min 以终止反应。

3. DNA 的琼脂糖凝胶电泳

（1）制备 1% 琼脂糖凝胶：取琼脂糖粉 1 g 加入 0.5 TBE 100 mL 中，加热琼脂糖完全溶解，冷至 60℃时，加溴化乙锭（EB）至 0.5 μg/mL，充分混匀。倒入插好梳子的胶槽，凝固 30～45 min。

（2）电泳：取质粒酶切产物 10 μL，加入上样缓冲液 2 μL，混匀上样，以未经酶切的质粒、酶切的空载体作对照，并加入标准分子量参照物（marker）。采用 80～100 V 的电压，使 DNA 分子从负极向正极移动，待溴酚蓝迁移至凝胶长度的 2/3 左右，停止电泳，取出凝胶。

（3）在紫外检测仪上观察电泳结果。

六、注意事项

（1）质粒提取时，所用试剂、器皿和实验用具要求严格灭菌。

（2）加入溶液后一定要充分混匀菌体，否则影响最后得率。

（3）酚、氯仿抽提离心后，吸取上清液时注意不可将水相与有机相之间的界面破坏，否则提取的质粒 DNA 会残留酚、氯仿，影响后续酶切等操作。

（4）酶切取液时，枪头从溶液表面吸取，以防止枪头沾上过多的液体，每次取酶时都应更换一个无菌枪头，加酶的操作尽可能地快，用完后盖紧盖子立即放回 −20℃冰箱，以免酶被污染。

（5）溴化乙锭为致突变剂，使用时应戴手套，不要污染到桌面或其他仪器上，含 EB 的手套不要随便乱丢。

（6）胶一定要凝固好才能拔梳子，方向一定要竖直向上，不要弄坏点样孔。

七、思考题

（1）碱裂解法提取质粒溶液Ⅰ、Ⅱ、Ⅲ的作用分别是什么？

（2）科学家许晓东教授带领团队在病毒中首次发现了朊病毒，证实了"朊病毒广泛存在"的假说。他在英国进行电泳实验时，意外发现不应该出现的一个电泳条带，好奇心驱使他对这个没人关心的现象进行了初步的研究，确定了这是一个有意义的科学现象，进而开始了十年锲而不舍地研究，终获成功。如果在本实验结果中出现一些非预期结果，请同学们谈谈各自的想法和看法。

（姜　智）

实验十一　酵母 RNA 的提取和鉴定

一、实验目的

(1) 掌握稀碱法分离酵母 RNA 的原理与操作流程。

(2) 熟悉 RNA 的组分及定性鉴定的方法。

二、实验原理

微生物是用于量产核酸的重要原料,其中 RNA 的提制以酵母最为理想。酵母核酸中主要是 RNA(占菌体干重的 $2.67\% \sim 10\%$),DNA 则很少,仅为菌体的 $0.03\% \sim 0.516\%$,且菌体容易收集,RNA 也易于分离。本实验采用稀碱法分离酵母 RNA。首先利用氢氧化钠使酵母细胞壁变性裂解,使 RNA 从细胞中释放出来,再离心使之与菌体蛋白分离,然后去除菌体;随后根据核酸在等电点时溶解度最小的性质,将 pH 调至 $2.0 \sim 2.5$,使 RNA 沉淀,进行离心收集;最后利用 RNA 不溶于有机溶剂乙醇的特性,以乙醇洗涤 RNA 沉淀。乙醇洗涤不仅可脱水,使沉淀物疏松,便于过滤、干燥,而且能去除可溶性的脂类及色素等杂质,提高制品的纯度。由于 DNA 在稀碱溶液中较稳定,因而 DNA 随菌体蛋白一起弃去,使得 DNA 和 RNA 分离。

RNA 含有核糖、嘌呤碱、嘧啶碱和磷酸各组分。

RNA 在酸性条件下即发生水解,从水解液中可以测出上述组分的存在。其中的核糖转变为糠醛,后者与苔黑酚反应呈鲜绿色,该反应需用三氯化铁作为催化剂加硫酸煮沸可使其水解;磷酸与钼酸铵试剂作用可产生黄色的磷钼酸铵沉淀;在浓氨水中嘌呤碱与硝酸银反应生成白色絮状的嘌呤银化合物沉淀。

三、实验材料

1. 药品和试剂　0.2%氢氧化钠溶液、乙酸、95%乙醇溶液、无水乙醇、无水乙醚、10%硫酸溶液、5%硝酸银溶液、苔黑酚-氯化铁溶液、钼酸铵溶液、氨水。

2. 仪器和材料　水浴锅 1 个,离心机 1 台,电子天平 1 台,250 mL、500 mL 烧杯各 1 个,20 mL、100 mL、250 mL 量筒各 1 个,50 mL 离心管 1 个,1 mL 移液枪 1 支,1 mL 枪头 1 盒,石蕊试纸 1 包,10 mL 试管 4 支,试管夹 2 个,玻璃棒 1 根。

3. 菌种　干酵母粉 1 包(5 g)。

四、实验流程

释放→分离→沉淀→洗涤→组分鉴定。

五、实验操作

(1) 取 5 g 干酵母粉于 250 mL 烧杯中,加入 0.2％氢氧化钠溶液 40 mL,沸水浴中搅拌 30 min。

(2) 将上述提取液冷却后转移至离心管中,4 000 r/min 离心 15 min,去除菌体。

(3) 将上清液倾入 100 mL 烧杯中,加入乙酸数滴,调节 pH 至 2.0～2.5,边搅拌边加入 95％乙醇溶液 30 mL。随着 pH 下降,溶液中白色沉淀逐渐增加,到等电点时沉淀量最多。加毕静置 10 min 使沉淀完全,颗粒变大。

(4) 将溶液转移至离心管中,4 000 r/min 离心 10 min,弃上清液。将离心管底部的 RNA 沉淀用 95％乙醇溶液约 20 mL 充分搅拌洗涤,4 000 r/min 离心 10 min,弃上清液。

(5) 加入 20 mL 无水乙醇充分搅拌洗涤,4 000 r/min 离心 10 min,弃上清液。加入 20 mL 无水乙醚充分搅拌洗涤,4 000 r/min 离心 10 min,弃上清液。所得沉淀即为粗 RNA 制品,将 RNA 制品在滤纸上风干,称重。即完成酵母 RNA 的稀碱法提取。

(6) 取约 0.2 g RNA 制品放入试管中,加入 10％硫酸溶液 5 mL,在沸水浴中加热 10～20 min,边加热边摇动,得 RNA 水解液,然后取 3 支试管按下述方法进行组分鉴定:

1) 核糖:取 RNA 水解液 0.5 mL,加入苔黑酚-三氯化铁溶液 1 mL,置沸水浴中加热片刻,观察溶液是否变成鲜绿色。

2) 嘌呤碱:取 RNA 水解液 2 mL,加入浓氨水 2 mL,再加入 5％硝酸银溶液 1 mL,观察有无白色絮状嘌呤银化物出现。

3) 磷酸:取 RNA 水解液 2 mL,加入钼酸铵溶液 2 mL,观察是否有黄色磷钼酸铵沉淀出现。

六、注意事项

(1) 酵母粉须充分研磨。

(2) 沸水加热时注意防止烫伤。

(3) 沉淀时需充分搅拌。

(4) 应逐滴将氨水加入硝酸银中,待白色沉淀消散后再加水解液。

七、思考题

(1) 稀碱法提取酵母 RNA 的原理是什么?

(2) RNA 共有哪些组分?本实验只鉴定其中 3 种,为什么?

(李嫄渊)

实验十二 聚合酶链反应

一、实验目的

(1) 掌握 PCR 仪的使用方法。

(2) 熟悉聚合酶链反应的操作方法及注意事项。

(3) 了解聚合酶链反应的原理。

二、实验原理

聚合酶链反应(polymerase chain reaction，PCR)是一种在体外特异性扩增靶 DNA 序列的技术,其基本过程为模板双链 DNA 的变性、引物与模板 DNA 的退火和在 DNA 聚合酶引导下的链延伸反应三个阶段的多次循环。每一次循环后的扩增产物均可作为下一轮循环的模板,理论上,扩增产物量呈指数形式上升,即经过 n 个循环后,产物量增加到 2^n 倍。PCR 试剂操作简单,短时间内在体外可获得数百万个特异靶 DNA 序列的复制,为临床疾病的诊断、治疗监测和预后评估提供了一种极有帮助的实验室辅助手段。

三、实验材料

1. 药品和试剂　模板 cDNA、PCR mix(含 Taq 酶、dNTP 底物和缓冲液)、上游和下游引物、ddH$_2$O、RNA 溶液。

2. 仪器和材料　200 μL PCR 管 1 个、110 mm 镊子 1 把及微型离心机、PCR 仪。

四、实验流程

将 PCR mix、引物、ddH$_2$O、模板 cDNA 加入 PCR 管中→离心→放冰盒上→设置 PCR 仪参数→PCR 管放入 PCR 仪(基因扩增)→结束反应程序→取样。

五、实验操作

(1) 用镊子从饭盒中取出 1 个 PCR 管,用黑色记号笔在管盖上作标记。向标记好的 PCR 管中依次加入 8 μL ddH$_2$O、10 μL PCR mix,上游引物及下游引物各 0.5 μL,1 μL 模板 cDNA。混合后对称放入离心机中离心数秒,使反应试剂均匀富集于管底。

(2) 在 PCR 仪上新建一个方法,设置程序步骤为 94℃,3 min 预变性;94℃,30 s 变性;55℃,30 s 退火;72℃,30 s 延伸。循环 30 次后,在 72℃充分延伸 5 min,终止反应。最后设置样品保存于 4℃。

（3）打开 PCR 仪的盖子,放入上述的 PCR 反应管,盖上盖子后运行反应程序。

（4）待反应完毕后,退出反应程序,取出 PCR 管并于 4℃ 低温保存,管内即为基因的扩增产物。

六、注意事项

（1）避免样品污染。

（2）加样量要准确。

（3）尽量在冰浴上操作。

（4）根据具体情况调整反应用量和参数,选择合适的反应体系和程序。

七、思考题

（1）以 cDNA 为模板进行 PCR 时,加入模板 cDNA 的量应该在什么范围?

（2）PCR 仪的主要构成有哪些? 其最关键的部分是什么?

（张海洋）

实验十三 聚合酶链反应的引物设计

一、实验目的

（1）掌握软件获取 PCR 引物的方法。

（2）了解 PCR 引物设计的原则。

二、实验原理

在分子生物学中,聚合酶链反应(polymerase chain reaction,PCR)广泛应用于基因扩增、质粒构建、基因测序、基因表达定量分析、定点突变、临床诊断等领域。PCR 引物是用于扩增模板 DNA 序列的单链寡核苷酸片段,包括正向引物(结合到反义 DNA 链)和反向引物(结合到正义 DNA 链)。引物设计的质量将影响 PCR 实验的成败,因此需要遵循相应的设计原则。首先,引物长度一般在 18～24 个碱基对之间。引物太短会产生非特异性扩增产物;引物太长会导致杂交速度变慢,错配率升高。其次,引物的熔解温度一般在 57～63℃ 之间,以 60℃ 为最理想。同时正向和反向引物的熔解温度应接近。接着,引物中 G 和 C 的含量一般在 40%～60% 之间。此外,还要考虑引物自身或引物之间形成的二级结构。

三、实验材料

模板 DNA 序列,美国医学图书馆 Primer‐BLAST 软件。

四、实验流程

目标基因序列信息获取→Primer‐BLAST 软件→目标基因序列信息输入→合理引物参数设置→引物信息输出。

五、实验操作

1. 模板 DNA 信息的获取　通过搜索文献或者数据库获取所要克隆的基因的序列及位置信息。

2. Primer‐BLAST 软件参数设置　进入 Primer‐BLAST 软件界面(图 1‐1)。在 PCR 模板框中输入目的基因序列,并根据实验需要在模板框右侧的范围设置中输入正向和反向引物的位置范围。

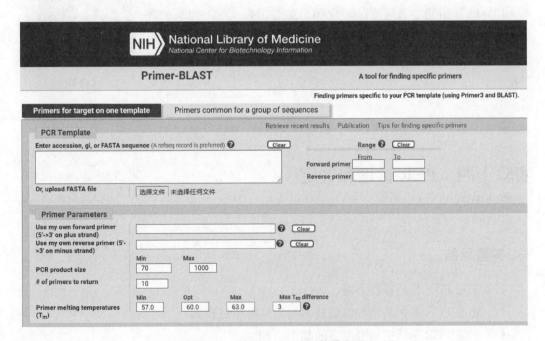

图 1‐1　Primer‐BLAST 软件主页

Primer‐BLAST 主页中的大部分参数可以不用修改。例如,PCR 产物大小和引物熔解温度可以使用默认值。

在主页下方点击高级参数后进行引物其他参数的修改。这里引物大小设置为最小

18,最理想 20,最大 24;GC 含量设置为最小 40%,最大 60%;GC 夹设置为 2;引物中最大碱基连续重复数设置为 4;最大 3′稳定性和 3′末端最大 GC 数使用默认值。

为了限制二级结构的产生,将最大自身互补性中 3′区域设置为 1,其他区域设置为 5;将最大配对互补性中 3′区域设置为 1,其他区域设置为 5。

3. 引物获取　设置好以上参数后,点击主页下方的引物获取按钮,此时软件开始运算。一般运算会得到多对引物,每对引物序列、长度、起始结束位置、熔解温度、GC 含量、互补性等信息都可以显示出来。

六、注意事项

(1) 设计引物前一定要充分了解模板 DNA 的性质。
(2) 模板 DNA 如果是复杂样本,还需要设置引物配对特异性检验参数。
(3) 如果软件无法输出引物,可以适当降低引物参数要求。
(4) 如果软件提供了多种引物供选择,应该按照引物设计原则的要求选择最合适的引物进行后续 PCR 实验。

七、思考题

(1) PCR 引物中为何要保证 G 和 C 的含量在 40%~60% 之间?
(2) PCR 引物设计的质量会对 PCR 实验造成哪些影响?

(徐明明)

实验十四　PCR 扩增和鉴定

一、实验目的

(1) 掌握 PCR 仪的操作方法。
(2) 熟悉 PCR 基因扩增和鉴定技术的具体操作过程。
(3) 了解 PCR 基因扩增和鉴定的基本原理。

二、实验原理

1. PCR 扩增　PCR 即聚合酶链反应,是一种在体外快速扩增特定基因或 DNA 片段的方法,可将它看作是体外 DNA 复制的过程。PCR 的最大特点是能将微量的 DNA 大幅增加。PCR 技术的基本原理类似于 DNA 的天然复制过程,其特异性依赖于与靶序列两端互补的寡核苷酸引物。PCR 的反应体系组成如下,一是 DNA 模板,包括基因组 DNA、质粒 DNA 及 cDNA 等;二是针对目的基因设计的特异性引物;三是 DNA 聚合酶如 Taq 酶;四是提供原料的 dNTP 底物;五是含 Mg^{2+} 的 PCR 缓冲液。PCR 由变性-退火-延伸 3 个基本反应步骤构成,重复循环这个过程就可获得更多的"半保留复制链",而且这种新链又可以成为下次循环的模板,最终完成目的基因的快速扩增。

2. PCR 扩增产物的鉴定　琼脂糖凝胶电泳是用琼脂或琼脂糖作为支持介质的一种电泳方法,用于分离、鉴定和提纯 DNA 片段。它的工作原理与其他支持物电泳最主要区别是:它兼有"分子筛"和"电泳"的双重作用。具体是 DNA 在碱性缓冲液中带负电荷,在电场中通过琼脂糖凝胶介质向正极移动,不同 DNA 片段由于分子和构型不同,在电场中的泳动速率也不同。核酸染料可嵌入 DNA 分子碱基对间形成荧光络合物,经紫外线照射后,可分出不同的条带。

三、实验材料

1. 药品和试剂　模板 cDNA、PCR mix(含 Taq 酶、dNTP 底物和缓冲液)、上游和下游引物、ddH_2O、GelRed 核酸染料、琼脂糖、1×TAE 电泳缓冲液、DNA ladder。

2. 仪器和材料　200 μL PCR 管 1 个、110 mm 镊子 1 把、20 μL 移液枪 1 支、250 mL 锥形瓶 1 个、台式微量离心机、PCR 仪、微波炉、水平电泳仪和凝胶成像系统。

3. 细胞　任意动物细胞(要求贴壁生长状态好)。

四、实验流程

1. PCR 基因扩增　将 PCR mix、引物、ddH_2O、模板 cDNA 加入 PCR 管中→离心→放置冰盒上→设置 PCR 仪参数→PCR 管放入 PCR 仪(基因扩增)→结束反应程序→取样。

2. 扩增产物鉴定　配制琼脂糖凝胶→将扩增产物与上样缓冲液混匀→依次在琼脂糖凝胶孔中加入样品→电泳→观察实验结果。

五、实验操作

1. 目的基因的扩增
(1) 用镊子取出 PCR 管,黑色记号笔标记,置于冰盒上。
(2) 取出实验组的 PCR 管,依次加入 8 μL ddH_2O、10 μL PCR mix、0.5 μL 上游引物、0.5 μL 下游引物、1 μL 模板 cDNA。按相同方法在对照组的 PCR 管中依次加入 9 μL ddH_2O、10 μL PCR mix、0.5 μL 上游引物、0.5 μL 下游引物。混合后对称放入离心机中离心数秒,使反应试剂均匀富集于管底。
(3) 在 PCR 仪上新建一个方法,设置程序步骤为 94℃,3 min 预变性;94℃,30 s 变性;55℃,30 s 退火;72℃,30 s 延伸。循环 30 次后,在 72℃充分延伸 5 min,终止反应。最后设置样品保存于 4℃。

（4）打开 PCR 仪的盖子，放入上述的 2 个 PCR 反应管，盖上盖子后运行反应程序。

（5）待反应完毕后，退出反应程序，取出 PCR 管置于冰盒上用于下一步实验。

2. 扩增产物的鉴定

（1）称取 1 g 琼脂糖，倒入 250 mL 锥形瓶中，加入 100 mL 的 1×TAE 电泳缓冲液，振荡混匀并用保鲜膜封口，置于微波炉高火煮沸 3 min 后取出，自然冷却至 50℃ 左右时加入 10 μL GelRed 核酸染料，轻轻混匀后倒入已铺好凝胶托盘的干净的制胶板中，插入制胶梳，待凝胶自然冷却至完全凝固后取出，放在电泳仪中，孔道靠近负极，加入 1×TAE 电泳缓冲液至没过凝胶约 1 mm。

（2）取出两个新的灭菌 PCR 管，在管盖上标记"1"和"2"，用移液器在实验组和对照组的 PCR 管中分别吸取 5 μL 扩增产物至对应的"1"和"2"号管中，并分别加入 0.5 μL 上样缓冲液，混合均匀。按顺序依次在加样孔 1～5 中分别加入 2 μL DNA ladder、5 μL 已知的 DNA 样本、5 μL"1"号管样品、5 μL"2"号管样品、5 μL ddH₂O，其中，加样孔 2 为阳性对照，加样孔 5 为阴性对照。

（3）盖上电泳槽盖子，连接好线路，打开电源，设置电泳电压和时间参数为 100 V，30 min。待电泳结束后取出凝胶，在凝胶成像系统下观察，得到清晰的电泳图像。

（4）根据泳道 1 中的 DNA ladder，可以检测扩增产物的片段大小是否与理论值相符。泳道 2 与泳道 3 均出现特异性条带，泳道 4 和泳道 5 未出现特异性条带。

六、注意事项

1. PCR 扩增　① 避免样品的污染；② 加样量要准确；③ 尽量在冰上操作；④ 根据具体情况调整反应用量和参数，选择合适的反应体系和程序。

2. 琼脂糖凝胶电泳　① 保证配胶所用试剂的有效性，并且全程佩戴手套避免污染；② 配胶操作时要注意细节，如确保琼脂糖完全溶解并与染料充分混匀；③ 根据样品中基因片段大小和浓度选择合适的实验条件，包括凝胶浓度、上样量、电泳缓冲液浓度、电压与时间等，具体情况需要具体分析。

七、思考题

（1）影响 PCR 反应效率的因素有哪些？会造成什么结果？

（2）PCR 扩增后电泳发现存在非目标条带，试分析原因及改善策略。

（张海洋）

实验十五　DNA限制性内切酶酶切分析

一、实验目的

(1) 掌握限制性核酸内切酶酶切方法。

(2) 熟悉限制性核酸内切酶酶切的原理。

(3) 了解限制性核酸内切酶酶切的分析方法。

二、实验原理

(1) 限制性核酸内切酶(ristriction endonuclease)是在特定的缓冲体系内,识别双链DNA特殊核苷酸序列(识别序列),并使特定位点磷酸二酯键断开的内脱氧核糖核酸酶。使用双酶切反应体系,可在质粒中切出特定目的DNA。

(2) 利用琼脂糖凝胶电泳可以分析酶切效果。

三、实验材料

1. 药品和试剂　限制性核酸内切酶 *Xho*l Ⅰ、*Nde* Ⅰ,10×酶切缓冲液,质粒DNA,GelRed,琼脂糖,1×TAE电泳缓冲液,ddH$_2$O、DNA marker、6×上样缓冲液(含溴酚蓝)。

2. 仪器和材料　1.5 mL EP管、离心机、移液枪、金属浴、琼脂糖凝胶电泳系统、凝胶成像仪、Parafilm膜。

四、实验流程图

EP管中依次加入质粒DNA、10×酶切缓冲液、限制性核酸内切酶 *Xho*l Ⅰ、*Nde* Ⅰ及ddH$_2$O→离心,孵育→琼脂糖凝胶电泳→检测酶切效果。

五、实验操作

(一)DNA限制性核酸内切酶酶切

(1) 按以下系统在1.5 mL EP管中依次加入各组分(表1-1),总体积20 μL。

表 1-1 EP 管中加入的组分

成 分	ddH$_2$O	底物 DNA(质粒)	10×酶切缓冲液	*Xhol* I	*Nde* I
体积(μL)	6	10	2	1	1

(2) 溶液混匀后,离心,使溶液集中在管底。

(3) 37℃反应 2 h。

(4) 将酶切样品用琼脂糖凝胶电泳进行分离鉴定。

(二) 琼脂糖凝胶电泳

1. 胶板制备 所有器具均已清洗干净晾干,将胶板放到胶床上,插好梳子。

2. 制备 1% 琼脂糖凝胶 称取 0.3 g 琼脂糖置于锥形瓶中,加入 30 mL 1×TAE 电泳缓冲液,微波炉加热煮沸至琼脂糖全部溶解,摇匀,即成 1.0% 琼脂糖凝胶液。在凝胶温度降低至 60℃左右时加入 3 μL GelRed 染料,混匀。

3. 制胶 将琼脂糖凝胶液倒入内槽玻璃板上,使胶液在整个玻璃板表面形成均匀胶层。静置至凝胶完全凝固,轻拔梳子,将凝胶及胶床放入电泳槽中,添加 1×TAE 电泳缓冲液至没过胶板为止。

4. 加样 在 Parafilm 膜上加 4 μL 6×上样缓冲液和 20 μL 酶切产物,轻轻混匀后加入加样孔。另加 5 μL DNA marker(100 bp DNA ladder)作为分子量对照。

5. 电泳 加样结束后立即通电进行电泳,电压 100 V,样品由负极向正极方向移动。当溴酚蓝移动至胶板 2/3 时,停止电泳。

6. 拍照分析 电泳完毕后,取出凝胶,凝胶成像系统拍照分析。

六、注意事项

(1) 酶应在 −20℃ 冰箱中保存,取酶过程必须严格在冰浴下进行,用后立即放入冰箱,以防酶变性失活。

(2) 酶切反应时间不能过长,否则会增加非特异性反应。

(3) 如果酶切样品后续要连接成重组 DNA,则酶切样品凝胶成像时,在紫外灯下暴露时间不能过长,以免紫外线对 DNA 造成损伤。

七、思考题

(1) 影响限制性核酸内切酶酶切效果的因素有哪些?

(2) 什么是限制性核酸内切酶的星活性(star activity),影响因素有哪些?

(孙雄华)

实验十六 载体 DNA 与目的基因片段的连接

一、实验目的

(1) 掌握载体 DNA 与目的基因片段的连接的方法。

(2) 熟悉载体 DNA 与目的基因片段的连接的原理。

(3) 了解连接产物的分析方法。

二、实验原理

(1) DNA 连接酶可连接双链相邻核苷酸之间的 $3'-OH$ 和 $5'-P$,使之形成磷酸二酯键。用 DNA 连接酶连接 T-载体和 PCR 产物,即可得到重组 DNA。

(2) Taq DNA 聚合酶的特性之一,能在 PCR 产物 $3'$ 末端加上一个不配对的脱氧腺嘌呤核苷(A)。商品化的 T-载体,在 $5'$ 端各带一个不配对脱氧胸腺嘧啶核苷(T),因此能以 TA 连接的方式直接连接 PCR 产物。T4 DNA 连接酶可将双链 DNA 相邻核苷酸之间的 $3'-OH$ 和 $5'-P$ 连接成磷酸二酯键。

(3) DNA 连接酶包括 T4 DNA 连接酶和大肠杆菌 DNA 连接酶。大肠杆菌 DNA 连接酶只能连接黏性末端;T4 DNA 连接酶既能连接黏性末端,也能连接平末端。

三、实验材料

1. 药品和试剂 PCR 产物(通过 Taq DNA 聚合酶扩增得到)、T-载体、T4 DNA 连接酶、$10\times$连接缓冲液、ddH_2O LB 培养基。

2. 仪器和材料 金属浴、移液枪、恒温培养箱、恒温摇床、超净工作台、1.5 mL EP 管。

3. 细菌 细菌的感受态细胞。

四、实验流程

EP 管中加入 T-载体、PCR 产物、$10\times$连接缓冲液、T4 DNA 连接酶、ddH_2O→离心,4℃过夜连接→转化感受态细胞或者琼脂糖凝胶电泳→观察验证连接效果。

五、实验操作

1. 载体 DNA 与目的基因片段的连接

(1) 在 EP 管中按以下体系加入各组分(表 1-2)。

表 1-2　EP 管中加入的组分

组　分	ddH$_2$O	PCR 产物	T-载体	10×连接缓冲液	T4 DNA 连接酶
体积(μL)	9	6	2	2	1

（2）混匀后稍离心,16℃连接过夜。

（3）连接产物进行转化实验。

2. 连接产物的分析——转化及重组子筛选

（1）细菌的感受态细胞中加入 10 μL DNA 连接产物,轻轻混匀后冰中放置 30 min。

（2）42℃金属浴 90 s,立即于冰中 1~2 min。

（3）加入 800 μL 37℃预热的 LB 培养基,37℃振荡培养 30 min。

（4）离心去掉上清液 700 μL,剩下菌液重悬后涂布氨苄西林(Amp)抗性平板,涂布均匀后将平板倒置于 37℃恒温培养箱中培养过夜。

（5）第二天确认阳性菌落。

六、注意事项

（1）连接酶应在 -20℃冰箱中保存,取酶过程必须严格在冰浴下进行,用后立即放入冰箱,以防酶变性失活。

（2）连接酶的最适反应温度是 37℃,但此时黏性末端之间形成的氢键是不稳定的,所以连接反应一般于 16℃或 4℃过夜。

七、思考题

（1）DNA 连接反应为何不在 37℃进行?

（2）DNA 连接酶有哪几种,分别适用于什么情形?

(孙雄华)

实验十七　大肠杆菌感受态细胞制备、转化和重组子筛选

一、实验目的

（1）掌握感受态细胞的制备和重组质粒的 CaCl$_2$ 转化法。

(2) 熟悉抗药性筛选方法。

(3) 了解重组子筛选的其他方法。

二、实验原理

(1) 感受态细胞(competent cell):是指受体菌经过物理化学处理后,处于能吸收周围环境中 DNA 分子的生理状态的细胞。将对数生长期的细菌在 $0℃$ 下,用预冷的 $CaCl_2$ 溶液低渗处理,使菌体的细胞壁和细胞膜通透性增加,菌体膨胀成球形,外源 DNA 可形成复合物而被吸附,经短暂 $42℃$ 热休克,DNA 易于进入细菌的细胞内而不被降解。

(2) 转化(transformation):是指受体细胞捕获了外源 DNA 而导致性状特征发生遗传改变的过程。通过 $CaCl_2$ 转化法,使重组 DNA 转入受体细胞中。再通过某种特殊的方法,从被分析的细胞群体里找出真正具有所需重组 DNA 分子的特定克隆。

(3) 抗药性筛选法:某些质粒载体上含有抗性基因(如氨苄西林抗性基因),转化了这些质粒的宿主细胞能在含有相应抗生素(如氨苄西林)的平板上生长,非转化子则不能生长。

三、实验材料

1. 药品和试剂 $0.1\ mol/L\ CaCl_2$ 溶液、LB 培养基、氨苄西林抗性平板、转化的质粒 DNA 或 DNA 连接产物。

2. 仪器和材料 超净工作台、恒温摇床、金属浴、离心机、恒温培养箱、涂布棒、灭菌 EP 管。

3. 细菌 大肠杆菌 DH5α。

四、实验流程

1. 感受态细胞的制备 取大肠杆菌 DH5α 菌种,过夜培养→第二天按 2% 接种量转接至新培养基,培养→取菌液,离心,弃上清液,加 $CaCl_2$ 溶液,使沉淀分散均匀→离心,弃上清液,加 $CaCl_2$ 溶液,使沉淀分散均匀→得感受态细胞。

2. 转化和重组子筛选 感受态细胞中加入质粒或连接产物,冰浴 30 min→$42℃$ 热激 90 s,冰浴→加 LB 培养基,$37℃$ 振荡培养→涂布氨苄西林抗性平板→次日观察转化效果。

五、实验操作

1. 大肠杆菌 DH5α 感受态细胞的制备

(1) 挑取大肠杆菌 DH5α 单菌落,接种到 5 mL LB 培养基中,$37℃$ 培养过夜。

(2) 以 2% 的接种量,转接于 50 mL LB 培养基中,$37℃$ 培养 OD_{600} 为 $0.35～0.5$ 时,置冰中 20 min 停止培养。

(3) 感受态细胞的制备

1) 取 1.5 mL 菌液于灭菌 EP 管中,4 100 r/min、$4℃$ 离心 5 min,弃上清液。

2) 加入 100 μL 预冷的 $0.1\ mol/L\ CaCl_2$ 溶液,轻轻弹动 EP 管使沉淀悬浮,禁止剧烈振荡。

3) 4 100 r/min、4℃离心 5 min,弃上清液。

4) 加入 100 μL 预冷的 0.1 mol/L CaCl₂ 溶液,弹动 EP 管使沉淀悬浮,禁止剧烈振荡,得到大肠杆菌 DH5α 感受态细胞。

2. 转化及重组子筛选

(1) 感受态细胞中加入 10 μL DNA 连接产物或 1 μL 质粒 DNA,轻轻混匀后冰中放置 30 min。

(2) 42℃金属浴 90 s,立即于冰中 1~2 min。

(3) 加入 800 μL 37℃预热的 LB 培养基,37℃振荡培养 30 min。

(4) 取 200 μL 菌液涂布氨苄西林抗性平板,涂布均匀,将平板倒置于 37℃培养箱中培养过夜。

(5) 次日确认阳性菌落。

六、注意事项

(1) 感受态细胞的制备应严格无菌操作,谨防杂菌污染。所以本实验中所有操作应在无菌操作台中完成。

(2) 所有操作均应在冰上进行,否则影响转化效率。

(3) 涂布棒在火焰下灭菌后一定要冷却后使用,切记温度不能过高。

(4) 转化后菌落生长时间一般为 24 h 以内。

七、思考题

(1) 除抗药性筛选外,阳性克隆的筛选方法还有哪些?

(2) 影响 CaCl₂ 转化法转化效率的因素有哪些?

(孙雄华)

实验十八　目的基因在大肠杆菌中的表达和鉴定

一、实验目的

(1) 掌握外源基因诱导表达的常用方法。

(2) 熟悉外源基因诱导表达的基本原理。

(3) 了解十二烷基硫酸钠聚丙烯酰胺凝胶电泳(sodium dodecyl sulfate-polyacrylamide

gel electrophoresis，SDS‐PAGE)鉴定目的基因表达的基本原理。

二、实验原理

(1) pET 载体是带有大肠杆菌的乳糖启动子(LacZ′)，在乳糖存在的情况下能诱导外源基因表达。

(2) 异丙基硫化半乳糖苷(isopropyl‐β‐D‐thiogalactoside，IPTG)是乳糖的类似物，是安慰性诱导物，具有更强的诱导能力，能诱导 LacZ′ 启动子转录，使外源基因被诱导而高效转录和表达。因此，在培养基中添加 IPTG 可以诱导外源基因的高效表达。

(3) SDS‐PAGE 中，电泳迁移率不再受蛋白质原有电荷和形状的影响，而主要取决蛋白质及其亚基分子量的大小。因此，SDS‐PAGE 不仅可以分离鉴定蛋白质，而且可以根据电泳迁移率大小测定蛋白质亚基的分子量。

三、实验材料

1. 药品和试剂　IPTG 溶液、5×SDS 上样缓冲液(含溴酚蓝)、LB 培养基、氨苄西林、蛋白质标准品、考马斯亮蓝 R250 染色液、脱色液、ddH_2O、1.5 mol/L Tris‐HCl 溶液、30% Acr‐Bis(29∶1)(30%丙烯酰胺‐甲叉双丙烯酰胺)溶液、10% SDS 溶液、10% AP(10%过硫酸铵)溶液、TEMED(四甲基乙二胺)溶液、1.0 mol/L Tris‐HCl 溶液(pH 6.8)、1×SDS‐PAGE 电泳缓冲液。

2. 仪器和材料　超净工作台、恒温摇床、金属浴、脱色摇床、凝胶成像仪、移液枪、试管、1.5 mL EP 管、离心机、SDS‐PAGE 系统、脱色平皿。

四、实验流程

1. 目的基因的诱导表达　挑取含有目的基因质粒的单菌落,过夜培养→次日按2%接种量转接,培养→加入 IPTG 进行诱导,培养→取样,加入 1×SDS‐PAGE 上样缓冲液,煮沸,离心,取上清液行 SDS‐PAGE。

2. SDS‐PAGE　SDS‐PAGE 胶的制备→SDS‐PAGE→考马斯亮蓝染色→脱色→凝胶成像分析目的基因表达情况。

五、实验操作

1. 目的基因的诱导表达

(1) 第一天,将含有目的基因的阳性克隆接种于 5 mL 含 1‰ 氨苄西林的 LB 培养基中,37℃振荡培养过夜。

(2) 第二天,按 2% 的接种量将过夜培养的菌种接到 50 mL 含 1‰ 氨苄西林的 LB 培养基中,培养 3 h,至 OD_{600} 达 0.4~0.6。

(3) 取 1 mL 样品作为诱导前对照样品,4℃保存。

（4）加入终浓度为 0.1 mmol/L 的 IPTG 进行诱导，分别在 1 h、2 h、3 h、4 h 取样 1 mL，作为诱导后不同时间的样品，4℃保存。

（5）将收集的各个样品离心，4℃、12 000 r/min 离心 2 min，弃上清液。沉淀用 100 μL 1×SDS 上样缓冲液重悬，煮沸 5 min，4℃、12 000 r/min 离心 10 min，将上清液回收至新 EP 管中，12% SDS-PAGE 检测。

2. SDS-PAGE 检测目的基因表达情况

（1）电泳胶的制备

1）按表 1-3 配制 12%分离胶 10.0 mL，混匀，向玻璃板间灌制分离胶，立即覆一层重蒸水，约 40 min 后胶可聚合。

表 1-3 12%分离胶配制组分

试剂名称	ddH$_2$O	1.5 mol/L Tris-HCl 溶液 （pH 8.8）	30% Acr-Bis 溶液	10% SDS 溶液	10% AP 溶液	TEMED 溶液
体 积	3.3 mL	2.5 mL	4.0 mL	100 μL	100 μL	6 μL

2）将上层重蒸水倾去，按表 1-4 配制 5%浓缩胶 4.0 mL，混匀，灌制浓缩胶，插入样品梳，凝胶聚合后，即可进行电泳。

表 1-4 5%浓缩胶配制组分

试剂名称	ddH$_2$O	1.0 mol/L Tris-HCl 溶液 （pH 6.8）	30% Acr-Bis 溶液	10% SDS 溶液	10% AP 溶液	TEMED 溶液
体 积	2.3 mL	0.5 mL	0.67 mL	40 μL	40 μL	4 μL

（2）电泳

1）将胶板放入电泳槽中，添加 1×SDS-PAGE 缓冲液，在各泳道中分别加入各样品和蛋白质标准品 5 μL。

2）接通电源，电压 80 V 电泳，待溴酚蓝进入分离胶后，调电压 120 V。待溴酚蓝到达分离胶底部时，切断电源，停止电泳，取出玻璃板。

（3）染色与脱色

1）卸下胶板，小心移去玻璃片，剥离分离胶。

2）用清水洗涤分离胶后放入考马斯亮蓝染色液 R250 染色液中，慢慢摇动，染色 0.5 h 左右。

3）将胶从染色液中取出，用清水漂洗后放入脱色液中进行脱色，直到背景蓝色褪去见到条带为止。

(4) 凝胶成像系统检测诱导表达蛋白

六、注意事项

(1) pET 系列载体,只有在 BL21(DE3)等含有 T7 RNA 聚合酶的菌株中才能诱导表达外源基因。

(2) 诱导剂浓度、诱导温度等条件,可根据实际情况进行调整。

(3) 丙烯酰胺单体及溶液均具有中枢神经毒性并容易被皮肤吸附,具有累积作用,操作时需要戴手套。

(4) 诱导表达时,应考虑大肠杆菌偏爱密码子对于表达量高低的影响。

七、思考题

(1) SDS - PAGE 分离蛋白质的原理与实验注意事项是什么?

(2) 大肠杆菌表达过程中,会有许多因素影响蛋白质表达,请结合实际思考高水平表达目的蛋白的影响因素有哪些?

(孙雄华)

实验十九　蛋白质透析法脱盐

一、实验目的

(1) 掌握蛋白质透析法脱盐的原理。

(2) 掌握透析法的操作方法和注意事项。

(3) 熟悉透析产品的选择。

二、实验原理

透析是利用半透膜的原理,透析袋具有一定的截留分子量,高于此分子量的大分子物质如蛋白质不能通过,而一些小分子物质如无机盐可以利用膜内外浓度差通过半透膜,使得蛋白质分子和小分子物质分离。透析法常用于大分子如蛋白质的纯化,透析时把待纯化的蛋白质溶液装在半透膜的透析袋里,透析袋放入透析液(蒸馏水或缓冲液)中,透析液可以不断更换,直至透析袋内无机盐等小分子物质逐渐降低到最小值为止。

在选择透析产品时,需要考量截留分子量、透析体积、材质等方面。截留分子量的选择是以预留在膜内的大分子的分子量和将要被除去的小分子的分子量为基础。为达到有效的分离,需分离的两种物质分子量的比率至少为 25。选择截留分子量值约为要保留的大分子分子量的一半,可以获得至少 90% 的保留率。根据待透析样品的多少选择恰当的透析产品,可选择的体积由几百微升至几百毫升不等。现有不同规格的透析产品满足多种实验需求。透析膜材质需要根据实际情况、样品溶剂等进行选择透析袋。

三、实验材料

1. **药品和试剂** 蛋白质盐溶液、去离子水、2%(W/V)的碳酸氢钠和 1 mmol/L EDTA(pH=8.0)溶液、20% 乙醇溶液、10% 硝酸溶液、10% 氢氧化钠溶液、1% 硫酸铜溶液、1% 硝酸银溶液。

2. **仪器和材料** 1 L 烧杯 2 个、一次性吸管 4 支、500 Da 截流分子量透析袋 15 cm、透析夹 2 个、4℃ 冰箱 1 台、试管 4 支、磁力搅拌装置 1 台。

四、实验流程

透析袋的裁剪与预处理→加样→透析→结果验证。

五、实验操作

1. **预处理** 裁剪适当长度的透析袋。预留一段额外长度作为头部空间。在大体积(500 mL)的 2%(W/V)的碳酸氢钠和 1 mmol/L EDTA(pH=8.0)溶液中将透析袋煮沸 10 min。用蒸馏水彻底清洗透析袋。在 500 mL 1 mmol/L EDTA(pH=8.0)溶液中将透析袋煮沸 10 min。冷却后,置于 20% 乙醇溶液中,放于 4℃ 冰箱,必须确保透析袋始终浸没在溶液内。在使用前要用蒸馏水将透析袋里外加以清洗干净,再生纤维素和纤维素材质透析袋可直接浸水后使用。

2. **加样** 用透析夹夹紧一端透析袋,保证 3~5 mm 透析袋超出透析夹。注意不要折叠透析袋。样品从透析管另一开口端装入。调整一下顶部空间的长度,预留出约 20% 的空间,不要留有气泡,夹紧透析夹。

3. **透析** 加入适量的透析液(去离子水)到透析装置中,透析液的体积应约为样品体积量的 100 倍。将夹好的透析袋放入透析液中,调整搅拌转速。在持续透析的过程中,至少全部更换透析液 3 次。具体需要根据实际样品需要进行调整。本次实验每隔 1~2 h 换 1 次水。

4. **透析结果验证**

(1)氯离子检验:更换透析液过程中取烧杯中透析液 1~2 mL 于试管中,加入 10% 硝酸溶液,再滴入 1~2 滴 1% 硝酸银溶液,检验是否存在氯离子。若有白色沉淀出现,说明溶液中含有氯离子。

(2)蛋白质检验:更换透析液过程中取烧杯中透析液 1~2 mL 于试管中,加入 10%

氢氧化钠溶液,再滴入 2~3 滴 1‰硫酸铜溶液,检验是否存在蛋白质。若溶液颜色变成紫红色,说明溶液中含有蛋白质。

六、注意事项

(1) 透析袋一旦变湿,应浸泡在溶液中,不要让透析袋干燥。不断干燥会造成孔隙结构不可恢复地倒塌。操作时取用透析袋必须戴手套,以免造成透析袋的污染和膜的损坏。

(2) 样品和透析液体积比一般是 1:(50~500)。

(3) 透析刚开始的时候透析液的更换频率更高,盐浓度更大时更换透析液更频繁。

(4) 样品需按推荐的单位长度容量加样,不可多加,样品浓度不可太大,否则容易导致膜涨破。

七、思考题

(1) 简述哪些因素会影响透析效率。

(2) 透析法操作简单,应用广泛,简述透析法的应用有哪些? 不同的应用如何选择透析产品?

(欧阳艺兰)

实验二十 蛋白质凝胶过滤法脱盐

一、实验目的

(1) 掌握蛋白质凝胶过滤法纯化或脱盐的原理。

(2) 掌握凝胶过滤法的操作方法和注意事项。

(3) 熟悉凝胶色谱的选择。

二、实验原理

凝胶过滤的主要装置是填充有凝胶颗粒的层析柱。凝胶过滤法对蛋白质溶液脱盐纯化的方法又称为空间排阻色谱法或分子筛法,原理是根据被分析物质的分子大小不同(分子量和分子形状)实现分离。凝胶颗粒内部具有多孔网状结构,当分子大小不同的混合物上样后,用洗脱液洗脱时,比凝胶孔径大的分子无法进入凝胶内部,最先被洗脱出来。比凝胶孔径小的分子不同程度地进出凝胶颗粒内外,在柱内经过的路程较长,最后被洗脱出来。因而凝胶过滤法是按分子量由大到小的顺序实现大小分子分离。目前使用较多的凝胶有葡聚糖凝胶（sephadex）、琼脂糖凝胶（sepharose）和聚丙烯酰胺凝胶（Bio-gel-P）等。上述高分子材料制成凝胶颗粒，颗粒内部形成三维网状结构。凝胶填料具有高亲水性，在水溶液里吸水膨胀。实际工作中常用每克干胶吸水量（mL）的 10 倍（G 值）表示凝胶的交联度，可根据被分离物质分子的大小和工作目的，选择合适的凝胶型号。实验室最常用的是葡聚糖凝胶 G。

三、实验材料

1. 药品和试剂　蛋白质盐溶液、去离子水、葡聚糖凝胶 G-10、20% 乙醇溶液。

2. 仪器和材料　空白层析柱 1 根、加热电磁搅拌器 1 台、铁架台 1 个、温度计 1 支、天平 1 台、超声仪 1 台、真空抽滤装置 1 台、装柱器 1 台、1 L 流动相瓶 1 个、10 mL 注射器 1 支、2 L 抽滤瓶 1 个。

四、实验流程

凝胶填料溶胀→凝胶脱气→洗脱液脱气→装柱→系统平衡与上样→数据采集与组分收集。

五、实验操作

1. 凝胶填料溶胀与脱气　称取 68 g 填料放入抽滤瓶中，加入 1 200 mL 去离子水，热水溶胀 1~2 h。间隙搅拌，以保证凝胶的完全溶胀。溶胀后的凝胶倾斜除去细小颗粒，再加入与凝胶等体积的去离子水，玻璃棒缓慢顺时针搅拌均匀。在真空减压条件下脱气 30 min，倾斜除去悬浮的未溶胀的细小颗粒。重复上述步骤 3 次。

2. 洗脱液脱气　流动相瓶中准备 500 mL 去离子水，超声脱气 30 min 备用。

3. 装柱

（1）检查筛网和滤膜确保所选筛网的孔径与所选填料的粒径相匹配，确保底端部件和顶部适配器内的管线连接牢固。

（2）用注射器连接底端部件，推入 20% 乙醇溶液，排出底端柱头中的空气，连接上堵头，将底端部件与空柱连接，柱子用柱夹固定，用滴管向柱中加入 20% 乙醇溶液或去离子水至 6 cm 的高度。

（3）将装柱器连接在空柱上，确保柱管垂直于地面。借助玻璃棒将抽滤瓶内凝胶悬液贴壁倒入装柱器中，尽可能将填料一次性倒入，用去离子水补足装柱器上端空余体积，盖上装柱器顶盖。

（4）通过制备液相软件设置"Pump wash"功能排除柱内及管路中的气泡。同时打开柱底部堵头，液体流入废液缸。将管路与装柱器顶部连接，注意不要引入气泡，最后确定各部位连接。

（5）按照填料说明书设置合适的流速进行填料压实,这里设置 30 cm/h 的流速,冲洗 2～3 个柱体积,胶面不断下降直至降至装柱器以下且稳定,用记号笔标记胶面位置,停止流速,将柱子底部用堵头堵住,将顶部与装柱器断开,然后轻轻拧开装柱器。用滴管滴入适量去离子水补齐柱头液面。

（6）用注射器连接顶部适配器,推入 20％乙醇溶液,排出顶端适配器中的空气,接下来将适配器倾斜 45°对准液面,向下旋,避免引入气泡,缓缓下移适配器,将顶部溢出的填料和液体用滴管吸走,拧紧适配器。

（7）缓慢下降适配器至胶面,此时,液体会从柱头排出,将柱头适配器拧至标记线下 2～3 mm,将上段的黑色螺纹拧到最紧。

（8）重新将管路连接,打开底部堵头,继续运行流速,如果胶面发生改变,可以重新调节适配器高度。

（9）检查层析柱是否存在可见的气泡或者间隙,将层析柱采用先下后上的方式连接在系统上,在低流速下,将管路与柱顶部连接,注意不要引入气泡。

4. 系统平衡和上样　在液相软件的方法设置中设置相关参数:流速 1 mL/min,紫外吸收波长 280 nm。上样前用去离子水平衡层析柱至少 2～3 个柱体积,直到记录仪基线变得平稳为止。基线平稳后,用注射器将样品推入定量环,自动运行编辑好的方法,进行洗脱。

5. 数据采集与组分收集　用试管采集紫外 280 nm 波长处出峰的组分。

六、注意事项

（1）装柱前需检查好各组件的完整度和密封性。

（2）装柱过程中严禁产生气泡,尽可能一次装完,避免产生柱床分离。

（3）注意凝胶柱的耐受最大压力,超压会造成柱填料变形。

（4）短期内不使用凝胶柱时需要保存在 20％乙醇溶液中,长期不用时需回收再生后使用。

七、思考题

（1）凝胶过滤在蛋白质分析中有哪些应用?

（2）"马蹄铁效应",一个马蹄铁亡了一个国,细节决定成败。该定律在本实验中也适用。凝胶过滤色谱柱的柱效与装柱过程密切相关,装柱过程中的小细节可能决定最终的成败。请问在装柱过程中哪些操作不当将会造成装柱失败?

（欧阳艺兰）

实验二十一　血清蛋白乙酸纤维素薄膜电泳

一、实验目的

（1）掌握乙酸纤维素薄膜电泳的原理及其应用。

（2）掌握乙酸纤维素薄膜电泳的基本操作。

二、实验原理

许多重要的生物分子，如氨基酸、多肽、蛋白质、核苷酸、核酸等都具有可电离基团，它们在某个特定的 pH 下可以带正电荷或负电荷。在电场的作用下，这些带电粒子会向着与其所带电荷极性相反的电极方向移动，称为电泳。电泳技术就是利用在电场的作用下，由于待分离样品中各种粒子带电性质及分子本身大小、形状等性质的差异，使带电粒子产生不同的迁移速度，从而对样品进行分离、鉴定或纯化。影响电泳速度的主要因素有待分离生物大分子的性质，包括所带电荷多少、分子大小、分子形状、缓冲液性质、电场强度、电渗作用、支持介质筛孔等。

电泳技术的分类方法很多，根据不同标准具有不同的分类。常见的电泳方法有聚丙烯酰胺凝胶电泳、十二烷基硫酸钠-聚丙烯酰胺凝胶电泳（SDS‐PAGE）、琼脂糖凝胶电泳、乙酸纤维素薄膜电泳、纸电泳、免疫电泳、等电聚焦电泳、二维电泳等。

蛋白质是两性电解质，可带正电荷也可带负电荷。血清中各种蛋白质在 pH 8.6 的缓冲液中都带负电荷，在电场中向正极移动。移动的速度主要决定于带电荷的多少和分子的大小。电荷多、分子小，移动就快；反之就慢。

乙酸纤维素薄膜电泳是利用乙酸纤维素薄膜作为支持物的电泳方法。乙酸纤维素薄膜由二乙酸纤维素制成，它具有均一的泡沫样结构，厚度仅 120 μm，有强渗透性，对分子移动无阻力，作为区带电泳的支持物进行蛋白质电泳有简便、快速、样品用量少、应用范围广、分离清晰、没有吸附现象等优点。目前已广泛用于血清蛋白、脂蛋白、血红蛋白和同工酶的分离及免疫电泳中。

本实验是将血清放在用 pH 8.6 的缓冲液浸透的乙酸纤维素薄膜上，将此膜条放进电泳槽，膜条的两端通过纱布桥或滤纸桥分别与电泳槽内 pH 8.6 的缓冲液相连接。通电后，血清蛋白质在此 pH 环境中以不同速度向阳极移动，泳动到一定时间，取出膜条进行染色，呈现各蛋白质色带。可依次分为清蛋白、α_1-球蛋白、α_2-球蛋白、β-球蛋白和 γ-球蛋白 5 个色带。

三、实验材料

1. 药品和试剂

(1) 硼酸盐缓冲液(pH8.6) 1 L：硼酸 5.6 g、四硼酸钠 5.61 g、氯化钠 1.316 g，蒸馏水溶解并定容至 1 L。

(2) 氨基黑 10B 染色液 100 mL：氨基黑 10B 0.5 g、甲醇 50 mL、冰醋酸 10 mL、蒸馏水 40 mL 混合配制。

(3) 漂洗液 500 mL：225 mL 95％乙醇溶液加 25 mL 冰醋酸混匀，用蒸馏水稀释至 500 mL。

(4) 新鲜无溶血血清 2 mL。

2. 仪器和材料　稳流稳压电泳仪 1 个公用、水平电泳槽 1 个公用、乙酸纤维素薄膜 (2 cm×8 cm) 1 片/人、点样器 1 个公用、滤纸 3 张公用、镊子 4 把公用、纱布 4 块(14 cm× 25 cm)、染色缸 1 个公用、漂洗缸 3 个公用、浸泡缸 1 个公用。

四、实验流程

电泳前准备→点样→电泳→染色漂洗→观察。

五、实验操作

1. 实验前准备　电泳槽两侧注入等量硼酸盐缓冲液，使其在同一水平面，液面平齐刻度，用双层纱布搭桥。选取一张 2 cm×8 cm 大小的乙酸纤维素薄膜，在距离膜的毛面的一端 1.5 cm 处用铅笔轻画一横线，标示点样位置。将膜的毛面朝下，漂浮于浸泡缸的硼酸盐缓冲液中，使之自然浸湿下沉，待充分浸透，即薄膜无白斑，约 20 min。

2. 点样　将乙酸纤维素薄膜从浸泡缸中取出，将薄膜置于洁净滤纸中间，毛面朝上，用滤纸轻按吸去多余的缓冲液。用点样器蘸上少量血清，平直印在点样线上，待血清渗入薄膜后移开点样器。

3. 电泳　将膜的点样面朝下，两端用镊子拉紧架于电泳槽架的纱布上，点样侧置于阴极，盖上槽盖，静置平衡 5 min。开始通电电泳，电压为 110 V，通电时间为 45～60 min，待电泳区带展开 3.5～4.0 cm。

4. 染色和漂洗　电泳完毕，用镊子取出薄膜，浸入氨基黑 10B 染色液中 3～5 min，在此过程中轻轻摇晃染色缸，染色结束后取出薄膜浸入漂洗液中漂洗 3 次，每次 3 min，至背景无色为止。用滤纸吸干薄膜，观察结果。

六、注意事项

(1) 薄膜不能吸得太干，以免影响导电，也易致电泳图谱出现条痕。薄膜留存过多缓冲液会使点样时血清随着缓冲液而扩散。

（2）点样是本实验成功的关键，点样后血清要均匀分布在点样线上，血清扩散和分布不均都不能获得满意的电泳图谱。点样量不能多，动作要轻、稳，不可用力过大以免弄破薄膜。

（3）点样端朝下置于电泳槽的阴极，用镊子辅助薄膜平整地紧贴于电泳槽的支架上，这期间点样线不能接触用于搭桥的纱布，以免血清溶解于缓冲液中。

（4）电泳过程中和结束时，必须切断电源后再取薄膜，防止触电。

（5）若连续多次电泳，硼酸盐缓冲液需重新混匀。

七、思考题

（1）电泳图谱清晰的关键是什么？如何正确操作？

（2）电泳后，乙酸纤维素薄膜上的区带大于五条，分析可能的原因是什么？

（张晓洁）

实验二十二　蛋白质印迹法

一、实验目的

（1）掌握电泳仪的使用方法。

（2）熟悉蛋白质印迹法实验的操作流程。

（3）了解蛋白质印迹法实验的基本原理。

二、实验原理

蛋白质印迹法实验即 Western Blot，采用十二烷基硫酸钠-聚丙烯酰胺凝胶电泳（SDS-PAGE）分离蛋白质，将电泳分离后的蛋白质从凝胶转移到固相载体上，以固相载体上的蛋白质作为抗原，与对应的抗体起免疫反应，再与酶或同位素标记的第二抗体起反应，经过底物显色或放射自显影以检测蛋白质的表达。

SDS 是一种阴离子去污剂，作为变性剂和助溶剂，它可以断裂分子间或分子内的氢键，破坏了蛋白质分子的结构。强还原剂，如二硫苏糖醇（DTT），可以断裂半胱氨酸残基之间的二硫键。样品和凝胶中加入 SDS 和还原剂后，蛋白质分子被解聚，使其氨基酸侧链与 SDS 结合形成带负电的胶束，并且所带的电荷远超过原有蛋白质所带电荷量，因此消除了不同分子之间原有的电荷差异。在水溶液中，蛋白质-SDS 胶束的长度与亚基的分子量的大小成正比。因此,蛋白质-SDS胶束的电泳迁移率不受原有蛋白质电荷的影响,而主要取决于其分子量大小。

三、实验材料

1. **药品和试剂**　1 mol/L Tris-HCl溶液(pH6.8)、1.5 mol/L Tris-HCl溶液、30%制胶液、四甲基乙二胺(TEMED)溶液、10% SDS溶液、过硫酸铵、WB电泳缓冲液(running buffer)、WB转膜液(trans buffer)、TBST溶液、脱脂奶粉、抗体(一抗和二抗)及ECL显影液。

2. **仪器和材料**　20 μL和1 mL枪头各5个、电泳装置系统1套、1 mL和20 μL移液枪各1支、摇床1台、凝胶成像仪1台、PVDF膜1张、抗体孵育盒1个、冰水浴。

四、实验流程

清洗玻璃板→分别配制分离胶和浓缩胶→上样→设置电泳仪参数→电泳实验→取胶→将PVDF膜盖在胶上,转膜→封闭膜→用TBST溶液洗膜→加一抗孵育→用TBST溶液洗膜→加二抗孵育→用TBST溶液洗膜→加入显影液→凝胶成像仪显影。

五、实验操作

1. SDS-PAGE

(1) 清洗玻璃板,一只手扣紧玻璃板,另一只手蘸点洗涤剂轻轻擦洗。两面都擦洗过后用自来水冲,再用蒸馏水冲洗干净后立在筐里晾干。

(2) 取晾干的玻璃板,对齐后垂直放入制胶夹中卡紧,然后垂直卡在架子上。在两玻璃板间加水检漏,水面无明显降低,即可准备灌胶。

(3) 选择合适的分离胶浓度,依次加入水、30%制胶液、10% SDS溶液、1 mol/L Tris-HCl溶液、过硫酸铵,最后加入TEMED溶液摇匀,迅速在两玻璃板的间隙中灌注分离胶,灌胶至距离梳齿下端0.5~1 cm处。然后在分离胶上加一层异丙醇,使胶线水平,室温静置至胶完全聚合。

(4) 分离胶完全聚合之后,倒去分离胶上层异丙醇,并用滤纸吸干。

(5) 配制浓缩胶,继续在两玻璃板间灌注浓缩胶,然后将梳子插入浓缩胶中,室温静置待胶完全聚合。

(6) 待胶完全聚合后,将凝胶置于电泳槽中,加入电泳缓冲液,拔出梳子,上样。

(7) 将电泳装置与电源相接,先用80 V恒压30 min,当指示剂进入分离胶后,改用120 V恒压电泳,当指示剂到达凝胶近下端处时关闭电源,取出胶板。

2. 转膜

(1) 卸下玻璃板,沿玻璃板底部间隙轻轻撬开玻璃板,切除多余的胶,并在胶上切角辨别方位。

（2）将夹子打开,在上面垫一层纤维垫,两层滤纸,将胶置于滤纸上,轻轻刮去气泡。用镊子轻轻将膜盖于胶上,并除去气泡。在膜上盖 2 层滤纸并除去气泡。最后盖上海绵垫,合起夹子。

（3）将夹子放入转膜槽中,黑对黑,白对红。在转膜槽外放冰盒。调节电流,300 mA 稳流转膜 90 min。

3. 显影

（1）取出转膜完成的 PVDF 膜,然后放入抗体孵育盒中,加入 TBST 溶液配制的 5% 脱脂牛奶,室温封闭 1 h。

（2）弃掉封闭液,于摇床上用 TBST 溶液洗膜 3 次,每次 10 min。

（3）加入一抗稀释液稀释好的一抗,放在摇床上 4℃孵育过夜。

（4）回收一抗,于摇床上用 TBST 溶液洗膜 3 次,每次 10 min。

（5）加入脱脂牛奶稀释好的二抗,放置于摇床上,室温孵育 1 h。

（6）二抗孵育结束后,于摇床上用 TBST 溶液洗膜 3 次,每次 10 min。

（7）滤纸吸干膜上漂洗液,将膜浸入 ECL 显影液中孵育约 2 min。注意,显影液必须现配现用。

（8）将膜放入凝胶成像仪中,机器曝光成像,利用 Gel-Pro 凝胶分析软件分析条带灰度值。

六、注意事项

（1）转膜过程中会发热,转膜液需提前预冷,转膜槽需放置在冰水浴中。

（2）封闭时间至少为 1 h,时间过短会导致背景过高。

（3）一抗在 4℃条件下,孵育时间为 12~16 h。一抗浓度过高或孵育时间过长,会导致非特异性吸附,增加洗涤难度,最终因洗涤不彻底而出现非特异性条带。

（4）显影液必须现配现用。

七、思考题

（1）影响蛋白质印迹法实验结果的因素有哪些?

（2）简述蛋白质印迹法实验的原理,并将之与免疫学相关概念联系起来。

（张海洋）

实验二十三　谷丙转氨酶活性的测定

一、实验目的

（1）掌握谷丙转氨酶活性测定的原理和方法。

（2）了解谷丙转氨酶活性测定的临床意义。

二、实验原理

谷丙转氨酶是肝脏中的一种重要的转氨酶，可以催化 α-酮戊二酸与丙氨酸之间的氨基转移反应，形成谷氨酸和丙酮酸。丙酮酸在酸性条件下与 2,4-二硝基苯肼反应，生成的丙酮酸二硝基苯腙在碱性条件下显棕红色，在 520 nm 处有最大吸收，且颜色深浅遵循朗伯-比尔定律（Lambert-Beer law）。因此可以通过分光光度计测定棕红色物质的吸光度，制作标准曲线，从而测定出丙酮酸生成量。正常血液中谷丙转氨酶活性很低；当肝脏发生病变时，肝细胞中的谷丙转氨酶会释放到血液中，因此血液中谷丙转氨酶活性是反映肝功能的重要检测指标。

三、实验材料

1. 药品和试剂　丙氨酸、α-酮戊二酸、小鼠肝匀浆（10%）、丙酮酸钠、1 mol/L 氢氧化钠溶液、2,4-二硝基苯肼、磷酸缓冲液、1 mol/L 盐酸溶液、小鼠肝匀浆。

2. 仪器和材料　紫外-可见分光光度计、电子天平、恒温水浴锅、玻璃试管 7 支及试管架 1 个、烧杯 2 个、棕色锥形瓶 1 个、棕色玻璃瓶 1 个、容量瓶 2 个、比色皿 2 个。

四、实验流程

标准溶液配制→标准曲线绘制→待测样本反应→吸光度读取→酶活力计算。

五、实验操作

1. 配制反应溶液　首先配制 2 μg/mL 的丙酮酸标准溶液：电子天平称取 22 mg 丙酮酸钠，溶解于 100 mL 磷酸缓冲液中。接着配制酶反应底物：取 29.2 mg α-酮戊二酸和 1.79 g 丙氨酸，加 10 mL 1 mol/L 氢氧化钠溶解于烧杯中，调节 pH 至 7.4。加磷酸缓冲液稀释至 100 mL。然后配制 2,4-二硝基苯肼溶液：取 19.8 mg 2,4-二硝基苯肼加入棕色锥形瓶中，加入 100 mL 1 mol/L 盐酸溶液，在暗处不停摇晃锥形瓶。待全部溶解后，转移至棕色玻璃瓶中。

2. 绘制标准曲线　准备好 7 支干净的试管,其中 1 号管为空白对照,2～6 号管含不同质量的标准溶液,7 号管含待测小鼠肝匀浆样本。按照表 1-5 依次加入标准溶液或小鼠肝匀浆、磷酸缓冲液和酶反应底物溶液。然后将试管放置于 37℃ 水浴中孵育 10 min。之后每个试管中加入 0.5 mL 2,4-二硝基苯肼,接着在 37℃ 孵育 20 min。待反应完成后,向每管中加入 5 mL 0.4 mol/L 氢氧化钠,室温静置 10 min。

表 1-5　酶活性检测所需溶液及体积

试管 溶液	1	2	3	4	5	6	7
丙酮酸标准溶液(mL)	0	0.05	0.10	0.15	0.20	0.25	0
小鼠肝匀浆(mL)	0	0	0	0	0	0	0.25
磷酸缓冲液(mL)	0.25	0.20	0.15	0.10	0.05	0	0
酶反应底物溶液(mL)	0.50	0.50	0.50	0.50	0.50	0.50	0.50

3. 读取吸光度　以 1 号管作为空白对照对分光光度计进行调零,接着分别测定 2～7 号管的吸光度。根据 2～6 号管的吸光度值绘制标准曲线,然后根据标准曲线计算出 7 号管中丙酮酸生成量。

4. 计算酶活力　谷丙转氨酶活性单位规定为酶在 37℃ 与底物反应 30 min 后,产生 2.5 μg 丙酮酸为一个酶活性单位。根据以下公式可以计算出小鼠肝匀浆中的谷丙转氨酶活力。

$$谷丙转氨酶活力单位 = 样品管丙酮酸生成量 \times 10/2.5$$

六、注意事项

(1) 酶促反应的孵育温度和时间要精确控制。

(2) 由于底物中的 α-酮戊二酸也可以与 2,4-二硝基苯肼反应生成 α-酮戊二酸苯腙,所以在制作标准曲线的过程中也要加入底物溶液以去除 α-酮戊二酸产生的影响。

(3) 如果待测样品的酶活性单位超过标准曲线的线性范围,需要对样品进行一定程度的稀释。

(4) 为了节省时间,标准溶液和待测样本可以一起在水浴锅中进行反应。

七、思考题

(1) 临床上检测血液中谷丙转氨酶活性的意义是什么?

(2) 为什么要控制待测样本酶活力单位在标准曲线的线性范围内?

(徐明明)

实验二十四　影响唾液淀粉酶活性的因素

一、实验目的

(1) 加深对酶的化学本质的认识。

(2) 了解温度、pH、无机离子对酶催化活性的影响。

二、实验原理

酶的催化活性受环境温度的影响。在最适温度时,酶促反应速度最快。高于或低于最适温度,反应速度逐渐降低。大多数动物酶的最适温度为37~40℃。酶活性受环境 pH 的影响极为显著。通常各种酶只有在一定的 pH 范围内才表现出它的活性。酶活性还受激活剂或抑制剂的影响。能使酶活性增加的物质称酶的激活剂,能使酶活性降低的物质称酶的抑制剂。

在本实验中,以稀释的唾液作为淀粉酶液。唾液内的淀粉酶可将淀粉逐步水解成各种不同大小的糊精分子,最终产物为麦芽糖和葡萄糖。它们遇碘呈现不同的颜色。直链淀粉遇碘呈蓝色。糊精按分子量从大到小的顺序,遇碘可呈蓝色、紫色、暗褐色和红色,最小的糊精和麦芽糖遇碘不显色。

三、实验材料

1. **药品和试剂**　10 g/L 淀粉溶液,0.15 mol/L NaCl 溶液,0.06 mol/L $CuSO_4$ 溶液,0.07 mol/L Na_2SO_4 溶液,0.2 mol/L 磷酸盐缓冲液(pH 6.8),0.2 mol/L 硼酸盐缓冲液(pH 9.0),0.2 mol/L 乙酸盐缓冲液(pH 4.0),稀碘液,蒸馏水。

2. **仪器和材料**　恒温水浴箱1台,公用;10 mL 小试管10支/组;50 mL 量筒1个/组;玻璃棒1根/组;直径 60 mm 短颈小漏斗1个/组;脱脂棉 100 g,公用;吸管1根/组;酒精灯1个,公用;木夹子2个,公用;打火机1个,公用;制冰机1台,公用;1 000 mL 烧杯2个,公用;电炉1台,公用。

四、实验流程图

收集唾液→酶活性检测→显色观察。

五、实验操作

1. **收集唾液**　取一小漏斗,放入一薄层棉花,少量水湿润后,将唾液吐入漏斗内,收集唾液于小试管中。吸取 1 mL 唾液放入量筒内,加水稀释至 50 mL,此即为稀释唾液。另取 2 mL 制备的稀释唾液于小试管中,置于酒精灯上煮沸备用。

2. 酶活性检测   取小试管 8 支,贴好标签,按表 1-6 操作。

表 1-6   酶活性检测方法

试剂(mL)	管 号							
	1	2	3	4	5	6	7	8
10 g/L 淀粉溶液	1	1	1	1	1	1	1	1
0.15 mol/L NaCl 溶液	1	1	1	1	1	—	—	—
0.06 mol/L CuSO$_4$(滴)溶液	—	—	—	—	5	—	—	—
0.07 mol/L Na$_2$SO$_4$ 溶液	—	—	—	—	—	—	1	—
蒸馏水	—	—	—	—	—	—	—	1
pH6.8 缓冲液	1	1	1	—	—	1	1	1
pH4.0 缓冲液	—	—	—	1	—	—	—	—
pH9.0 缓冲液	—	—	—	—	1	—	—	—
煮沸稀唾液	1	—	—	—	—	—	—	—
稀唾液(1:50)	—	1	1	1	1	1	1	1
混匀后立即分别放入	37℃	冰水			37℃水浴			
10 min 后取出加稀碘液(滴)	2	2	2	2	4*	2	2	2

* 因碘在碱性溶液中可生成 NaI 和 NaIO,溶液易呈无色,故 5 号管应多加数滴碘液。

六、注意事项

(1) 吸淀粉溶液的吸管需伸入试管底部。

(2) 唾液一定要煮沸。

(3) 煮沸稀唾液时试管口勿对着操作者,防止因沸腾时唾液溅出。

(4) 2 号管的冰水要预先准备好,确保在冰点条件下反应。

七、思考题

(1) 高温导致酶活性丧失的分子原理是什么?

(2) pH 改变导致的酶活性丧失,pH 恢复后活性也能恢复吗? 为什么?

(3) 我国科研工作者在 20 世纪 70 年代末成功地采用"双酶法"使淀粉水解生产葡萄糖,与"双酶法"相比,"酸解法"有什么优势?

(张晓洁)

第二部分

天然药物化学实验

实验二十五　薄层色谱

一、实验目的

(1) 掌握薄层色谱的操作。

(2) 熟悉薄层板的制备。

(3) 了解薄层板的分类。

二、实验原理

1. 薄层色谱的定义　薄层色谱,又称薄层层析(thin-layer chromatography, TLC),是将固定相均匀涂布在玻璃板、铝箔或塑料板等支持物上,以合适的溶剂为流动相,流动相沿薄层板移动,对混合样品进行分离、鉴定和定量的一种层析分离技术。

2. 薄层板的分类　薄层板根据在制备过程中是否加入黏合剂分为黏合薄层板和非黏合薄层板两种,加入黏合剂的为硬板,不加黏合剂的多为软板(亦有硬板,如纤维素板)。黏合剂常用羧甲基纤维素钠(CMC-Na)或煅石膏(G)。薄层板根据固定相不同分为硅胶薄层板、氧化铝薄层板、聚酰胺薄膜和反相硅胶薄层板等。

3. 比移值计算　比移值(R_f值)=原点至斑点距离(mm)/原点至溶剂前沿距离(mm)。

三、实验材料

1. 药品和试剂　硅胶,0.5%羧甲基纤维素钠溶液,样品溶液,展开剂。

2. 仪器和材料　5 cm×10 cm硅胶G薄层板1块、10 cm×10 cm双槽层析缸1个、毛细点样管若干根、电吹风1台、研钵1个、50 mL量筒1个、5 cm×10 cm玻璃板1块、玻璃棒1根、药勺1个、电子天平1个、直尺1个、铅笔1根、称量纸1张、烘箱1台。

四、实验流程

制备薄层板→点样→展开→显色→测量→计算R_f值。

五、实验操作

1. 薄层板的制备　称取硅胶5 g,置于研钵中,加入0.5%羧甲基纤维素钠溶液15 mL,朝一个方向,研磨均匀,放置片刻后,用药勺量取,倒在一块玻璃板上,用玻璃棒均匀涂布,轻轻振动玻璃板,使薄层面平整均匀,放置,自然干燥后,于烘箱中105℃活化30 min,放冷至室温后贮于干燥器内备用。

2. 薄层层析　取硅胶 G 薄层板,用铅笔在距薄层板下端 1.0 cm 处,画起始线及原点,注意,不要划断硅胶。用毛细点样管吸取适量的样品溶液,分多次点于原点,必要时可以用电吹风吹干溶剂,吹干溶剂后,量取适量展开剂置于层析缸中,将薄层板的原点一端放入层析缸(注意,展开剂不能没过原点),密闭层析缸,进行上行展开。当展开剂接近薄层板顶部时,取出,用铅笔绘下溶剂前沿,挥干展开剂,用直尺测量,计算样品中各斑点的 R_f 值;如果样品没有颜色,需要浸渍或喷雾显色剂,加热使样品显色。若样品中斑点与对照品斑点的 R_f 值相同,层析行为相同,显色也相同,可以初步认为样品溶液中含有对照品。

六、注意事项

(1) 硅胶和羧甲基纤维素钠溶液研磨,要朝一个方向研磨,研磨均匀,放置片刻后,有利于减少气泡,使薄层板平面平整均匀。

(2) 用铅笔在距薄层板下端 1.0 cm 处,画起始线及原点(注意,不要划断硅胶,降低分离效果)。

(3) 将薄层板的原点一端放入层析缸(注意,展开剂不能没过原点),要密闭层析缸,进行上行展开。

(4) 毛细点样管点样时,尽量少量多次点样,控制原点的点样量不要过大,否则,会导致斑点面积过大,影响分离效果。

七、思考题

(1) 薄层色谱 R_f 值的合理范围是多少?

(2) 薄层色谱的黏合剂有哪些?

(张　健)

实验二十六　柱色谱

一、实验目的

(1) 掌握柱色谱的操作。

(2) 熟悉柱色谱的分类。

二、实验原理

1. 柱色谱的定义　柱色谱,又称柱层析(column chromatography),在玻璃、不锈钢等色谱柱中进行的层析,柱色谱是化学成分分离纯化的基本方法。

2. 柱色谱的分类　按照分离原理不同分为:

(1) 吸附柱色谱:是利用吸附剂对被分离化合物分子的吸附能力的差异,而实现分离。常用的吸附剂包括硅胶、氧化铝、活性炭、聚酰胺等。

(2) 凝胶过滤柱色谱:又称排阻色谱、分子筛色谱,主要通过分子筛作用,根据凝胶的孔径和被分离化合物分子的大小而达到分离目的。

(3) 离子交换柱色谱:主要基于混合物中各成分解离度差异进行分离。离子交换剂有离子交换树脂、离子交换纤维素和离子交换凝胶等。

(4) 大孔树脂柱色谱:大孔树脂是一类没有可解离基团,具有多孔结构,不溶于水的高分子物质。大孔树脂柱色谱可以通过物理吸附作用,有选择地吸附有机物质而达到分离的目的。

(5) 分配柱色谱:利用被分离成分在固定相和流动相之间的分配系数的不同而达到分离。按照固定相与流动相的极性差别,分配色谱法有正相与反相分配色谱。

三、实验材料

1. 药品和试剂　氧化铝、石油醚、样品溶液、洗脱液。

2. 仪器和材料　2.2 cm×20 cm 色谱柱 1 根、漏斗 1 个、脱脂棉若干、滴管 1 根、称量纸 1 张、100 mL 烧杯 1 个、玻璃棒 1 根、50 mL 量筒 1 个、电子天平 1 台、50 mL 锥形瓶 3 个、洗耳球 1 个。

四、实验流程

装柱→上样→洗脱和收集。

五、实验操作

1. 装柱　将色谱柱固定在铁架台上,量取石油醚 10～20 mL,用漏斗,加入色谱柱中,打开活塞,流出部分石油醚,赶走筛板中的气泡。称取氧化铝 5 g,置于烧杯中,加入石油醚 15 mL,朝一个方向,搅拌均匀,用漏斗,加入色谱柱中,待氧化铝沉降后,打开活塞,放出部分石油醚,至氧化铝上保持有 0.5～1 cm 的石油醚液面,必要时可以用洗耳球等敲击色谱柱,使氧化铝填充均匀。

2. 上样　滴管吸取样品溶液,滴加入色谱柱中(注意,均匀滴加,避免冲击破坏色谱柱中氧化铝平面);全部加入后,打开活塞,使样品溶液充分吸附到氧化铝上,吸取少量的石油醚冲洗色谱柱内壁(注意,避免冲击破坏色谱柱中氧化铝平面);打开活塞,使样品溶液充分吸附到氧化铝上。

3. 洗脱和收集 色谱柱中氧化铝上添加脱脂棉,缓冲作用,避免加入洗脱剂时冲击氧化铝平面,加入洗脱剂,开始洗脱。收集洗脱液于锥形瓶。样品有颜色,可以按照色带依次收集洗脱液。样品没有颜色,需要薄层色谱检识分离效果。

实验结束,将氧化铝倒出,试剂倒入废液缸。

六、注意事项

(1) 氧化铝和洗脱剂搅拌均匀,要朝一个方向搅拌,有利于减少气泡。

(2) 氧化铝上保持有 1 cm 的洗脱剂液面,避免氧化铝色谱柱内进入空气,降低分离效果。

(3) 上样时,避免冲击破坏色谱柱中氧化铝平面,降低分离效果。洗脱前,色谱柱中氧化铝上添加脱脂棉,起缓冲作用,避免加入洗脱剂时冲击氧化铝平面,降低分离效果。

(4) 色谱柱内的填料要结实紧密,不能进入空气,色谱柱填料表面要平整,否则,均影响分离效果。

七、思考题

(1) 哪些填充剂是干法装柱、湿法装柱均可用的?
(2) 可以湿法装柱、湿法上样的是什么填充剂?

(张　健)

实验二十七　固相萃取

一、实验目的

(1) 掌握固相萃取的原理及类型。
(2) 掌握固相萃取预处理血液中槲皮素的操作方法及注意事项。
(3) 了解高效液相色谱方法定量测定槲皮素的原理和方法。

二、实验原理

1. 固相萃取 固相萃取(solid-phase extraction,简称 SPE)法是一种常用的样品预处理技术,主要目的在于降低样品基质干扰,提高整个分析方法的检测灵敏度。其原理是利用萃取组分和样品基质成分,与固定相填料作用力不同的特性,达到萃取组分与基质分离的目的。固相萃取法是一个简单的色谱过程,它与传统的液-液萃取法相比较,能利用的作用力种类更多。固相萃取法目前已经广泛地应用在医药、食品、环境、商检、化工等领域。

2. 固相萃取的固定相填料　固相萃取中的固定相填料种类众多,根据主要作用力可分为:疏水作用力的 C18、C8、苯基填料,极性/亲水作用的二氧化硅、氨基、酰胺填料,离子交换作用的 SAX、SCX、COOH 填料,物理吸附的硅酸镁、铝矾土填料等。固定相的种类对于萃取物的保留影响很大,因此使用者在实验前需要根据萃取物与基质成分(杂质)的差异性,选择合适的填料,然后再开始优化保留、洗脱等流程。

3. 固相萃取的基本操作过程　固相萃取法较常用的方法是样品溶液流过固定相,萃取物和少量杂质被保留在固定相上;然后用淋洗液洗去杂质;最后用少量洗脱液将萃取物洗脱下来,洗脱液的杂质少、体积小,从而达到净化和浓缩的目的。

4. 血液中药物的定量检测　血液的成分复杂,会影响到药物的定量结果,因此在进行定量分析前需要对血液进行预处理,而固相萃取法是其中一种常用的方法。相比于蛋白质沉淀方法,固相萃取法能够更有效地去除蛋白质、磷脂等干扰物。本实验将以天然产物中常见的黄酮类化合物为检测目标,建立针对血液中槲皮素的固相萃取方法。

5. 槲皮素的理化性质　槲皮素是天然产物中常见的黄酮类化合物,有较好的祛痰、止咳作用,并有一定的平喘作用。其结构图 2-1,$\log P$ 为 2.08,可以用疏水作用力的 C18 固相萃取柱进行纯化和富集。槲皮素的紫外吸收波长显示其在 254 nm 有最高吸收,因此 HPLC 对其进行分析时,采用 254 nm 波长进行定量。

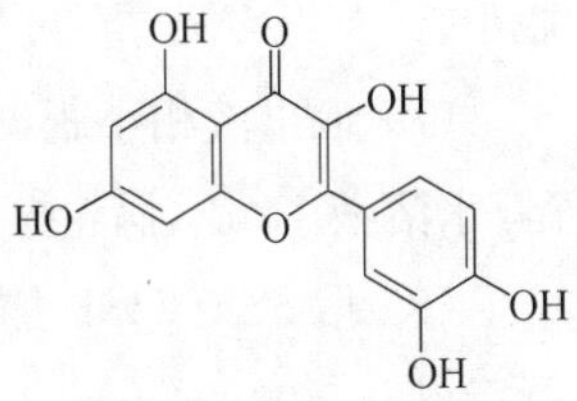

图 2-1　槲皮素的结构

三、实验材料

1. 药品和试剂　血浆、槲皮素、色谱级甲醇、色谱级乙腈、去离子水。

2. 仪器和材料　固相萃取装置、氮气浓缩仪、HPLC 仪器(紫外检测器)、离心机、振荡混合器、1 mL 移液枪 1 支、1 mL 枪头 1 盒(60 个)、100 mg C18 固相萃取柱 1 根、10 mL 量筒 1 个、2 mL 和 1.5 mL 离心管各 10 个、液相样品瓶 5 个、C18 色谱柱(4.6 mm×150 mm,5 μm)1 根。

四、实验流程

(1) 安装固相萃取装置→固定相活化→加样→洗脱剂淋洗及洗脱→收集流出液→置于 1 号液相小瓶→氮吹浓缩→加甲醇溶液并涡旋振荡。

(2) 另取血浆样品→蛋白质沉淀法→放入 2 号液相小瓶(为对照样品)。

(3) 取 1 号、2 号液相小瓶、槲皮素标准品→分别进样(HPLC 法检测样品中槲皮素)→计算结果。

五、实验操作

1. 固相萃取法预处理血浆样品

（1）将称好的两份 30 mg 槲皮素分别溶解在 3 mL 10％甲醇溶液和 3 mL 血浆中，振荡混匀后，分别标记为 ST（标准品）和 SS（spiked sample，样品），放置待用。

（2）装好固相萃取装置，在下层安装好 1 个 15 mL 离心管和 1 个液相小瓶。在上层放置 100 mg C18 固相萃取柱。

（3）第一步是活化过程：用 3 mL 甲醇和 3 mL 去离子水活化 C18 固相萃取柱。控制流速为 1～5 mL/min，流出液收集于 15 mL 离心管。

（4）第二步是上样过程：用 1 mL 移液枪移取 1 mL SS，放在 C18 固相萃取柱上。控制样品流过 C18 固相萃取柱的速度小于 1 mL/min，流出液收集于 15 mL 离心管。

（5）第三步是淋洗过程：加入 1 mL 5％甲醇溶液冲洗 C18 固相萃取柱。控制流速约为 1 mL/min，流出液收集于 15 mL 离心管。

（6）第四步是洗脱过程：将 C18 固相萃取柱移至 1 mL 液相小瓶上方，加入 1 mL 甲醇溶液，收集洗脱液。控制流速小于 1 mL/min。最后尽量让所有洗脱液流入液相小瓶中。

（7）取出液相小瓶，放在氮吹仪上，进行氮吹浓缩。0.5～1 h 后至全干，加入 50％甲醇/水溶液 1 mL，涡轮振荡混均匀，作为 S1。

（8）取 SS 0.2 mL 加入 1.5 mL 离心管中，加入乙腈 0.6 mL，振荡 20 s 后，静置 2 min，然后离心 1 000 r/min，3 min。取上清液 0.5 mL，放入液相小瓶 2 号标记为 S2。

（9）取 ST（标准品）1 mL 放入液相小瓶 3 号，标记为 ST。取 1 mL 甲醇放入液相小瓶 4 号，标记为甲醇。

2. HPLC 方法对样品中槲皮素进行检测

（1）HPLC 仪器装好色谱柱后，撰写好液相色方法（C18 色谱柱 4.6 mm×150 mm，梯度洗脱：10％～100％甲醇洗脱 25 min、100％甲醇洗脱 10 min），先用 10％甲醇水溶液平衡 15～30 min。先进样 100 μL 甲醇 1 次和 ST 3 次，收集 210 nm 和 254 nm 波长的信号。比较 ST 的 3 次进样的 2 个波长的峰面积是否达到平行。如果不平行，再进样 2 次。待 ST 的峰面积达到稳定，再依次进样 S2 2 次、S1 3 次、S2 1 次和 ST 1 次。最后用 100％甲醇冲洗系统 1 h。

（2）分别将同一个样品不同进样的 254 nm 和 210 nm 波长的峰面积取平均数，254 nm 的峰面积代表着该样品中槲皮素的浓度，210 nm 的峰面积代表着杂质的含量。固相萃取的槲皮素的回收率＝254 nm 波长下 S1 的峰面积/ST 峰面积，有机溶剂蛋白质沉淀法的槲皮素的回收率＝254 nm 波长下的（峰面积×4）/ST 峰面积，固相萃取去除杂质的效率为 210 nm 波长下 S1 的峰面积/（S2 峰面积×4）。

六、注意事项

(1) 固相萃取柱的活化过程不能少,而且不同柱材料的活化试剂不同。

(2) 上样和洗脱步骤需要控制流速,流速不能过快,如有需要可以采用先浸泡再流动的方式上样和洗脱,保证萃取物尽可能地被吸附和解析。

(3) 固相萃取方法的灵活性很强,既可以针对脂溶性物质进行富集分离,也可以针对离子型物质进行富集分离;既可以用于微升体积的样品,也可以用于升体积的样品;既可以将萃取物保留在固定相上,也可以让杂质保留在固定相上,萃取物留出固定相,都能达到分离的目的。

七、思考题

(1) 用固相萃取法萃取有机物,可以利用到的作用机制都有哪些?

(2) 在完整的固相萃取法中,有哪些步骤是需要考虑控制流速的?

(3) 请通过互联网查询,了解目前国内能够生产"固相萃取柱"的品牌都有哪些? 它们是如何在细分领域中慢慢深耕、逐渐壮大的?

(张秀莉)

实验二十八　离子交换色谱

一、实验目的

(1) 掌握离子交换色谱分析法的基本原理。

(2) 熟悉离子交换色谱法富集生物碱的操作流程。

二、实验原理

离子交换色谱是利用离子交换原理,连续对共存的多种阴离子或阳离子进行分离、定性和定量的方法,是色谱方法的一种。在该方法中,色谱固定相表面含有了离子官能团,这些离子官能团能通过静电相互作用与带相反电荷的离子结合,从而达到保留的效果。样品中不同离子与固定相的亲和力不同,因此会被流动相依次洗脱,从而被分离。离子交换色谱的分离效果与样品离子的种类、流动相、固定相上的离子交换官能团种类密切相关。待分离的样品如果是阳性离子,应选择固定相表面修饰的阴离子树脂(固定相常用均匀粒度的小球形树脂),此时固定相被称为阳离子交换树脂或阴离子树脂,反之亦然。除了阳离子交换树脂、阴离子交换树脂,还有螯合离子交换树脂。螯合离子交换树脂具有络合某些金属离子而同时排斥另一些金属离子的能力,因此有很高的选择性。最常用的阳离子交换树脂是在有机聚合物分子(如苯乙烯-二乙烯基苯共聚物)上连接磺酸基官能团($-SO_3-$),如本实验所用的 732 阳离子交换树脂。最常用的阴离子交换剂是在有机聚合物分子上连接季铵官能团($-NH_4$)。这些都是高交换容量的离子交换树脂,适用于样品预处理环节。但它们的传质速度低,不适用于高效色谱。高效色谱一般使用低交换容量的离子树脂柱。目前研究者们在合成新的离子交换树脂方面做了大量工作,使得离子交换色谱法除了可以用于分离无机的阴、阳离子,如 Fe^{2+}、Cl^-,还可以用于分离离子型有机小分子,如天然产物和生物分子。

本实验中的案例是苦参药材。苦参中含有生物碱类化合物。生物碱在盐酸水溶液中呈现离子状态,可以被保留在阳离子交换树脂上。当用氨水冲洗树脂时,生物碱被碱化,呈现游离态,在有机溶剂的溶解度大幅增加,从而被有机溶剂洗脱下来。

树脂能交换的最大离子量称为树脂的交换容量。732 阳离子交换树脂的交换容量≥4.2 mmol/g。根据该容量和样品量,可计算出树脂的理论最小用量,树脂的实际用量应是理论用量的 1～3 倍。

三、实验材料

1. 药品和试剂　2 mol/L 和 5 mol/L 的盐酸溶液、苦参粗粉、氨水、氯仿、丙酮、改良碘化铋钾试剂、去离子水。

2. 仪器和材料　250 mL 玻璃树脂柱 1 根、玻璃纤维 10 g、脱脂棉 5 g、50 mL 烧杯 1 个、250 mL 和 500 mL 烧杯各 3 个、500 mL 量筒 1 个、天平 1 台(量程不小于 100 g)、5 mL 离心管 15 个、50 mL 离心管 10 个、5 mL 塑料吸管 30 个、搪瓷盘 1 个(不小于 20 cm×20 cm)、120 mL 干燥器 1 个、玻璃棒 1 根、732 强酸性阳离子交换树脂 100 g、索氏提取器 1 个、pH 1～14 的 pH 试纸 10 张。

四、实验流程

(1) 树脂样品常温下浸泡 12 h→装柱→排除气泡→分别用 2 mol/L 盐酸溶液、5 mol/L 盐酸溶液酸化→蒸馏水洗涤,除余酸→制得阳离子交换树脂。

(2) 苦参样品→回流提取 2 次→滤液经阳离子交换树脂→取出树脂加氨水碱化→用氯仿索式提取→收集提取液并重结晶→总生物碱。

五、实验操作

1. 树脂的预处理

(1) 在 250 mL 玻璃树脂柱柱底垫少许玻璃纤维,以防树脂颗粒漏出。

（2）取 100 g 的 732 强酸性阳离子交换树脂，用常温水浸泡，等待树脂膨胀。12 h 后，将充分膨胀的树脂，装入树脂玻璃柱内。装柱时，可将树脂连同水分一起倒入柱内，使树脂随水分流出而下沉，自然形成树脂柱。柱内若有气泡存在时，应设法使其排出。放出多余水分，只保持树脂柱面有 1 cm 高度水层，以免空气进入树脂内。

（3）取树脂用量 4 倍（约 400 mL）的 2 mol/L 盐酸溶液，使其全速通过树脂柱，再取 2 倍量（约 200 mL）的 5 mol/L 盐酸溶液全速通过树脂柱，不等酸液全部流过树脂柱面，立即用蒸馏水全速通过树脂柱进行洗涤，除去余酸，直至洗出水显中性为止（注意，树脂柱上面始终应保持 1 cm 高的水层）。

2. 苦参生物碱的提取、富集和洗脱

（1）称取苦参粗粉 50 g，先后以 12 倍量、10 倍量 0.1％盐酸溶液加热回流提取各 1 h，滤过，合并 2 次滤液，标记为 A 溶液。

（2）将上述滤液，通过湿法装柱的 732 强酸性阳离子交换树脂柱交换，交换速度约为 2～3 mL/min，收集流出液。在不同时间取 1 mL 流出液至 5 mL 离心管，加入 1 mL 改良碘化铋钾溶液，进行生物碱沉淀反应检查：若呈阳性反应时，说明生物碱尚未被全部交换完全，应当重复操作或加大树脂的用量，直至交换完全为止。待提取液交换完全之后，随即用蒸馏水冲洗树脂柱，直至洗至流出液为中性后，让水全部流出。此时苦参生物碱被交换至树脂上。

（3）将树脂柱内的树脂全部倒出，摊在搪瓷盘内于通风处晾干，收集于大烧杯内，加入浓氨水碱化，拌匀，氨水用量控制在 25～30 mL（加氨水量以可握成团但不粘手为度），密闭放置约 20 min。用氨水碱化后，苦参生物碱能重新生成游离型生物碱，便于用氯仿提取。

（4）再将碱化后的树脂移入连续回流索氏提取器的滤纸筒中，用脱脂棉花堵塞滤纸筒口，装入提取器内，以氯仿 300 mL 为溶剂，连续回流提取 5～10 次虹吸，直至提尽生物碱为止，回收溶剂，残留物以丙酮约 10 mL 溶解，标记为 B 溶液。放置析晶，即得苦参总生物碱。

3. 富集前后的苦参生物碱的浓度比较 取苦参总碱初提溶液（A 溶液）和苦参碱的富集溶液（B 溶液）各 1 mL，用稀盐酸和水调整到 pH<7，然后分别稀释 2 倍、4 倍、8 倍、16 倍，得到 8 个待测样品（A1、A2、A3、A4 和 B1、B2、B3、B4）。将 8 个样品各取 1 mL，加入 1 mL 的改良碘化铋钾试剂，观察 A 组样品和 B 组样品出现红棕色沉淀的稀释比例。因为使用阳离子交换树脂后，苦参总碱的浓度得到提高。相应地，需要更高的稀释比例，才能不发生生物碱特有的沉淀反应。

六、注意事项

（1）离子交换树脂使用前必须进行充分的预处理，预处理不完全将导致交换容量的下降，从而导致待富集的离子不能被完全结合到树脂上。

（2）苦参碱的水溶性弱，所以不能只用氨水洗脱，还需要使用索氏提取法，才能进一

步帮助 NH_4^+ 将苦参碱置换下来。

（3）浓盐酸、氨水均具有刺激性,在通风柜中使用,取样迅速。

七、思考题

（1）当离子色谱用于高效液相色谱时,利用的分离原理具体有哪种?

（2）阴离子交换树脂交换容量越大,洗脱液浓度越小,阴离子的保留时间(保留体积)变化趋势是什么?

（张秀莉）

实验二十九　苦参中氧化苦参碱的提取、分离和鉴定

一、实验目的

（1）掌握从苦参中提取生物碱的方法。

（2）熟悉离子交换树脂法提取生物碱的原理及操作过程。

（3）掌握生物碱的鉴定方法和定性方法。

二、实验原理

苦参系豆科植物苦参的根,有清热利湿、祛风杀虫、解毒等功效。生物碱是苦参中的主要有效成分,主要有苦参碱、氧化苦参碱、羟基苦参碱、去氧苦参碱等(图2-2),其中以氧化苦参碱含量最高,在苦参总生物碱中,氧化苦参碱的含量占70%左右。

1. 苦参碱　一般为针状或棱柱状结晶。既可溶于水,也能溶于三氯甲烷、乙醚和苯等亲脂性溶剂,但几乎不溶于石油醚。

2. 氧化苦参碱　为白色柱状结晶。由于氧化苦参碱含 $N{\rightarrow}O$ 配位键,极性较大,比苦参碱更易溶于水,可溶于三氯甲烷、丙酮和乙醇,但难溶于乙醚(图2-2)。

利用苦参生物碱的碱性,与酸反应成盐,使水溶性增大,从而将总碱从药材中提取出来。进一步在酸液中(酸化后带正电),生物碱阳离子可以与阳离子交换树脂交换而被吸附,从而与其他杂质分离,达到纯化的目的。由于苦参碱与氧化苦参碱的极性和溶解性不同,利用这些差异可用溶剂法或柱色谱法将其分离。

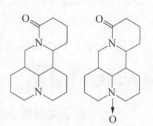

图 2-2　苦参碱(左)和氧化苦参碱(右)

三、实验材料

1. **药品和试剂** 苦参粗粉、3%盐酸溶液、浓氨水、氯仿、丙酮、乙醚、1%氧化苦参碱标准品的氯仿溶液、1%苦参碱标准品的氯仿溶液、改良碘化铋钾试剂、碘化汞钾试剂、硅钨酸试剂、雷氏铵盐试剂、硅胶 G 薄层层析板、展开剂[氯仿-甲醇-氨水(15∶4∶0.5)]。

2. **仪器和材料** 托盘天平 1 台、1 000 mL 烧杯 3 个、500 mL 烧杯 2 个、100 mL 烧杯 2 个、250 mL 量筒 1 个、渗漉筒 1 个、抽滤装置 1 套(包括配套的布氏漏斗、抽滤瓶、抽气泵、滤纸)、玻璃棒若干根、湿重 100 g 的阳离子交换树脂柱 1 套、索氏提取器 1 个、薄层色谱法装置 1 套(包括配套的薄层层析板、毛细管、展开槽)。

四、实验流程

苦参样品→回流提取 2 次→滤液经阳离子交换树脂→取出树脂加氨水碱化→用氯仿索式提取→收集提取液并重结晶→得总生物碱结晶→鉴定。

五、实验操作

1. **苦参中氧化苦参碱的提取** 向 300 g 苦参粗粉中加入适量的 3%盐酸溶液润湿 30 min,装入渗漉筒中,加入 3%盐酸溶液 3 000 mL 渗漉,提取 2 次,收集滤液。通过湿法装柱的强酸性阳离子交换树脂柱交换(如磺酸型阳离子交换树脂),交换速度约为 5 mL/min。此时,苦参总碱被交换至树脂上。将树脂倒入烧杯中,以蒸馏水洗至洗液无色,抽滤后室温晾干。将树脂置烧杯中,加入浓氨水碱化(用氨水碱化后,重新生成游离型生物碱,便于用氯仿提取),拌匀(加氨水量以手握成团、不粘手为度),密闭放置(约 20 min)。将上述树脂装入索氏提取器中以氯仿连续回流提取 2～3 h,回收氯仿至尽,蒸去水分,再用丙酮重结晶,得到苦参总碱结晶(主要含氧化苦参碱)。由于苦参碱与氧化苦参碱的极性和溶解性不同,利用这些差异可用柱色谱或溶剂法将其分离。这里用溶剂法进行纯化分离。取粗品总生物碱结晶,以少量氯仿(粗品量的 30～40 倍)溶解,加 10 倍量乙醚,过滤,沉淀用丙酮重结晶,该结晶为氧化苦参碱,滤液为苦参碱溶液。

2. **鉴定**

(1) 化学鉴定:取少量苦参总碱溶于稀盐酸,分成 4 份,再分别加入 1～2 滴改良碘化铋钾试剂、碘化汞钾试剂、硅钨酸试剂、雷氏铵盐试剂,观察实验现象。

(2) 薄层色谱法鉴定

1) 制板:取硅胶 G 薄层层析板(或自制硅胶板,固定相常用有硅胶 G、硅胶 GF、硅胶 H、硅胶 HF254,均匀涂布于玻璃板上,置水平台上于室温下晾干,后在 110℃烘 30 min)。

2) 点样:除另有规定外,用点样器点样于薄层板上,一般为圆点,点样基线距底边 1.0 cm,点样直径为 2～4 mm,点间距离为 1.5～2.0 cm,点间距离可视斑点扩散情况以不影响检出为宜。点样时必须注意勿损伤薄层表面。

3）展开：展开室预先用展开剂饱和,可在室中加入足够量的展开剂氯仿-甲醇-氨水(15∶4∶0.5),使系统平衡。将点好样品的薄层板放入展开室的展开剂中,浸入展开剂的深度为距薄层板底边 0.5～1.0 cm(切勿将样点浸入展开剂中),密封室盖,等展开至规定距离(一般为 10～15 cm),取出薄层板,晾干。

4）显色并计算 R_f 值：打开展开室盖,取出薄层板,观察斑点颜色(可喷显色剂改良碘化铋钾试剂),测量起始线至斑点距离和起始线至前沿线距离,并计算样品、氧化苦参碱样品和对照品 R_f 值。

六、注意事项

(1) 浓盐酸、氨水均具有刺激性,使用时注意通风。

(2) 丙酮、三氯甲烷、甲醇、无水乙醇和乙醚等均为易燃品,注意防火安全。

七、思考题

(1) 阳离子交换树脂为何能纯化生物碱?

(2) 本实验提取的总碱中为何以氧化苦参碱为主?

(张秀莉)

实验三十　黄连中小檗碱的提取、分离和鉴定

一、实验目的

(1) 掌握小檗碱的提取方法。

(2) 掌握薄层色谱法操作步骤。

(3) 熟悉盐析法和重结晶法。

(4) 了解小檗碱的结构特点和特殊的理化性质。

二、实验原理

小檗碱又名黄连素,是在高等植物中分布比较广的有明显生理作用的化学成分。本实验系从毛茛科植物黄连中提取小檗碱,并制备成盐酸盐。小檗碱及其盐有较好的抗菌作用。小檗碱为黄色针晶,能溶于水中,在冷乙醇中溶解度不大,但易溶于热水或热乙醇,难溶于丙酮、乙醚、氯仿或苯。小檗碱的盐酸盐在冷水中溶解度较小,较易溶于沸水,几乎

不溶于乙醇(图 2-3)。

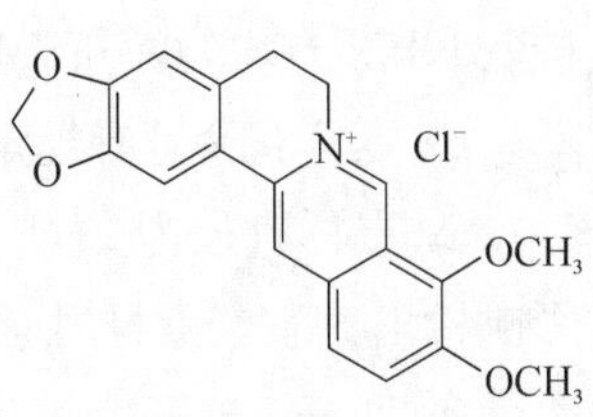

利用小檗碱的盐酸盐几乎不溶于水而其硫酸盐在水中溶解度较大的性质,首先将植物中小檗碱转变为硫酸盐,以便用水溶解提取,然后再用浓盐酸使其转变为盐酸盐,降低其在水中的溶解度,再结合盐析法,使盐酸小檗碱沉淀析出。

图 2-3 盐酸小檗碱的分子结构式

三、实验材料

1. 药品和试剂 黄连粉、0.5%硫酸溶液、石灰乳、氯化钠、浓盐酸、10%氢氧化钠溶液、蒸馏水、无水乙醇、改良碘化铋钾试剂、碘化汞钾试剂、硅钨酸试剂、雷氏铵盐试剂、展开剂[三氯甲烷-甲醇(7:2)或三氯甲烷-甲醇-冰醋酸(7:1:2)]。

2. 仪器和材料 托盘天平 1 台、500 mL 烧杯 1 个、250 mL 量筒 1 个、酒精灯 1 盏、抽滤装置 1 套(包括配套的布氏漏斗、抽滤瓶、抽气泵、滤纸)、玻璃棒若干根、薄层色谱装置 1 套(包括配套的薄层层析板、毛细管、展开槽)。

四、实验流程

黄连样品→回流提取 2 次并收集滤液→用石灰乳调节 pH=9~10,过滤→滤液经浓盐酸酸化,再加氯化钠盐析,静置过夜后抽滤→粗制盐酸小檗碱→加热水溶解,并用 10%氢氧化钠溶液调节 pH=9,过滤→滤液经浓盐酸酸化,放冷抽滤→精制盐酸小檗碱→鉴定。

五、实验操作

1. 盐酸小檗提取分离 向 30 g 黄连粉中加入 5 倍量的 0.5%硫酸溶液(约 150 mL),加热微沸,保持 60 min 后用布氏漏斗抽滤,收集滤液,滤渣用 60 mL 0.5%硫酸微沸 30 min,再进行抽滤,合并 2 次滤液。滤液加热至沸,加入石灰乳调节 pH 为 9~10,趁热过滤,便得到小檗碱提取液。向小檗碱提取液中加入浓盐酸调 pH 为 1~2。加热至 40~50℃后再加入总体积 5%的氯化钠盐析,静置过夜,抽滤,收集沉淀,得盐酸小檗碱初品。向粗制小檗碱中加入 20~30 倍量的热水,用 10%氢氧化钠溶液调 pH 为 9 左右,加热至沸溶解,过滤,舍弃残渣,收集滤液。在上述滤液中滴加浓盐酸调节 pH 为 1~2,冷却结晶,抽滤,得到的结晶,用少量的蒸馏水洗至中性,抽干水分,便得到较纯的盐酸小檗碱结晶。取结晶,加 30~40 mL 无水乙醇,水浴加热溶解,趁热抽滤,滤液放置析晶,滤过,80℃干燥,得精制的盐酸小檗碱。

2. 鉴定

(1) 化学反应:取盐酸小檗碱乙醇溶液 4 份,加入 0.5%硫酸溶解,再分别加入 1~2 滴改良碘化铋钾试剂、碘化汞钾试剂、硅钨酸试剂、雷氏铵盐试剂,观察实验现象。

(2) 薄层色谱法鉴定

1) 制板:取硅胶 G 薄层层析板(或自制硅胶板,固定相常用有硅胶 G、硅胶 GF、硅胶 H、硅胶 GF254,均匀涂布于玻璃板上,置水平台上于室温下晾干,后在 110℃烘 30 min)。

2) 点样:除另有规定外,用点样器点样于薄层板上,一般为圆点,点样基线距底边 1.0 cm,点样直径为 2~4 mm,点间距离为 1.5~2.0 cm,点间距离可视斑点扩散情况以不影响检出为宜。点样时必须注意勿损伤薄层表面。

3) 展开:展开室可先用展开剂饱和,在室中加入足够量的展开剂[三氯甲烷-甲醇(7∶2),氨水蒸气饱和 20 min,抑或三氯甲烷-甲醇-冰醋酸(7∶1∶2)],使系统平衡。将点好样品的薄层板放入展开室的展开剂中,浸入展开剂的深度为距薄层板底边 0.5~1.0 cm(切勿将样点浸入展开剂中),密封室盖,等展开至规定距离(一般为 10~15 cm),取出薄层板,晾干。

4) 显色并计算 R_f 值:打开展开室盖,取出薄层板,观察斑点颜色(必要时可喷显色剂改良碘化铋钾试剂),测量起始线至斑点距离和起始线至前沿线距离,并计算样品和对照品 R_f 值。

六、注意事项

(1) 注意实验的正确操作,尤其注意酒精灯的使用,以免出现火灾。

(2) 在精制盐酸小檗碱过程中,因盐酸小檗碱放冷极易析出结晶,所以加热煮沸后,应迅速抽滤或保温滤过,防止溶液在滤过过程中冷却,析出盐酸小檗碱结晶阻塞滤材,造成滤过困难,降低提取率。

(3) 在鉴别小檗碱时,加入试剂之后,要注意振摇之前和振摇之后的现象。

七、思考题

(1) 影响生物碱碱性因素有哪些?

(2) 总生物碱的提取方法主要有哪些?

(3) 如何分离中性、碱性、两性生物碱?

(张秀莉)

实验三十一　金银花中有机酸成分的提取、分离和鉴定

一、实验目的

(1) 掌握薄层色谱法对产物进行鉴别。

（2）掌握硅胶吸附柱层析技术分离提取绿原酸。

（3）熟悉绿原酸的理化性质。

二、实验原理

金银花为忍冬科忍冬属植物忍冬及同属多种植物的干燥花蕾,它是一种"药食同源"的绿色植物,是临床常用的中药之一。其具有清热解毒、凉风散热、抗病毒、保肝利胆等功效,有"中药中的青霉素"的美誉。

金银花中的主要活性成分是绿原酸,这是一种由咖啡酸与奎尼酸组成的缩酚酸,异名咖啡鞣酸,是植物在有氧呼吸过程中经莽草酸途径代谢产生的苯丙素类化合物(图2-4)。

绿原酸物理性质:

名　称	分子式	分子量	性　状	熔　点	溶　解　度
绿原酸	$C_{16}H_{18}O_4$	345.30	半水化合物为针状品(110℃变为无水化合物)	208℃	水中溶解度为4%,在热水中溶解度更大,易溶于乙醇、丙酮和甲醇等极性溶剂,难溶于氯仿、苯、乙醚等亲脂性有机溶剂

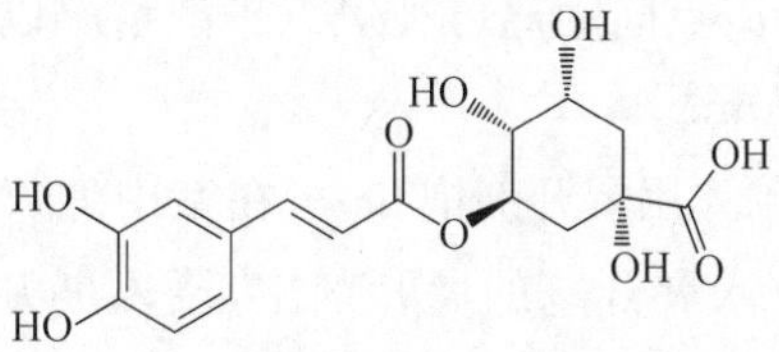

图2-4 绿原酸的理化性质与分子结构式

利用绿原酸易溶于乙醇的性质,先将其与无机成分及难溶于醇的有机成分初步分离,然后再用硅胶吸附柱层析,将其进一步分离纯化。

三、实验材料

1. **药品和试剂** 金银花粉、75%乙醇溶液、硅胶 G、甲醇、氯仿、展开剂[乙酸乙酯-甲醇-水(7∶2.5∶2.5)]。

2. **仪器和材料** 托盘天平1台、索氏提取器1个、250 mL 量筒1个、酒精灯1盏、圆形滤纸若干张、分液漏斗1个、1 000 mL 和500 mL 烧杯各1个、500 mL 锥形瓶1个、旋转蒸发仪1台、恒温电热鼓风干燥箱1台、硅胶吸附层析柱1套、薄层色谱装置1套(包括配套的薄层层析板、毛细管、展开槽)。

四、实验流程

金银花样品→索式提取,收集滤液→减压浓缩后得粗提物→硅胶吸附柱层析纯化→

鉴定→洗脱液浓缩→得精制绿原酸。

五、实验操作

1. 金银花中绿原酸的提取和纯化　用托盘天平称取 100 g 金银花粉,加入 10 倍量的 75％乙醇溶液中,索氏提取,温度不得超过 75℃,持续 4 h;使用分液漏斗及滤纸进行过滤,将收集的滤液减压浓缩,然后在 60℃下干燥,成浸膏状即可。取一定量浸膏与 200～300 目的硅胶,按照质量 1∶1 的比例混合均匀,晾干。硅胶吸附柱用乙酸乙酯湿法装柱,然后干法上样,依次用乙酸乙酯、乙酸乙酯-甲酸-水(20∶1∶0.1)、乙酸乙酯-甲酸-水(10∶1∶0.1)、甲醇洗脱。流出液流速一般控制在 1～2 滴/秒。等体积收集流出液,根据实际条件,可选择 1～3 个柱体积为等分体积数。每份洗脱液都要进行薄层定性检查,将含有绿原酸的洗脱液进行合并。浓缩后得到绿原酸粗品。绿原酸粗品再次经过柱层析,使用甲醇-氯仿梯度洗脱,可以得到精制绿原酸。

2. 绿原酸的薄层色谱法鉴定

(1) 制板:使用硅胶 G 薄层层析板或自制薄层色谱板(将研磨好的硅胶 G 均匀涂在载玻片上,晾干后,放入预先恒温至 105～110℃的鼓风干燥箱中活化)。

(2) 点样:除另有规定外,用点样器点样于薄层板上,一般为圆点,点样基线距底边 1.0 cm,点样直径为 2～4 mm,点间距离可视斑点扩散情况以不影响检出为宜,每两斑点之间最小间距最好不少于 8 mm。

(3) 展开:展开室如需预先用展开剂饱和,可在室中加入足够量的展开剂,使系统平衡。将点好样品的薄层板放入展开室的展开剂中,浸入展开剂的深度为距薄层板底边 0.5～1.0 cm(切勿将样点浸入展开剂中),密封室盖,等展开至规定距离(到板层 4/5～5/6 高度时),取出薄层板,室温平放或平放于暖气片上,让溶剂挥发干。

(4) 显色并计算 R_f 值:将晾干的薄板置于波长 365 nm 下,观察和记录薄板上斑点的分布情况及其对应的 R_f 值:观察斑点颜色(是否为蓝色),测量起始线至斑点距离和起始线至前沿线距离,并计算样品和对照品 R_f 值。每份洗脱液都要进行薄层色谱鉴定,通过与绿原酸对照品的 R_f 值或者斑点高度的对比,判断洗脱液中是否含有绿原酸,并根据样品斑点的多少,判断洗脱液中绿原酸的纯度。将含有绿原酸且纯度高的洗脱液进行合并。

六、注意事项

(1) 实验前应穿戴好手套及口罩,防止挥发性及毒性有机溶剂对身体造成危害。

(2) 提取过程中温度不宜过高,防止绿原酸氧化,且提取产物最好置于阴凉、避光条件下保存备用。

(3) 柱层析的硅胶用量,应视上样品量的多少而定,一般是样品与吸附剂之比为 1∶100。

七、思考题

(1) 苯丙素类化合物可分哪几类,绿原酸属于哪一类?

(2) 为什么用硅胶吸附柱层析法对绿原酸纯化?

(张秀莉)

实验三十二　槐花米中芦丁的提取、分离和鉴定

一、实验目的

(1) 掌握碱提酸沉法提取芦丁的原理与方法。

(2) 掌握芦丁及苷元的鉴别方法。

二、实验原理

槐米为豆科植物槐的干燥花蕾。槐米主要化学成分为芦丁,又名芸香苷,含量高达 12%~20%,其次含有槲皮素和三萜皂苷等。芦丁和槲皮素的化学结构和理化性质如下:

1. 芦丁　淡黄色小针状结晶。不溶于乙醚、三氯甲烷、石油醚、乙酸乙酯和丙酮等溶剂。易溶于碱液,呈黄色,酸化后又析出。可溶于浓硫酸、浓盐酸,呈黄色,水稀释复析出。全水解的槲皮素和葡萄糖及鼠李糖(图 2-5)。

2. 槲皮素　芦丁的水解产物,系黄色结晶,易溶于甲醇、乙醇、乙酸乙酯、冰醋酸、吡啶、丙酮等,难溶于苯、氯仿、石油醚、水(图 2-5)。

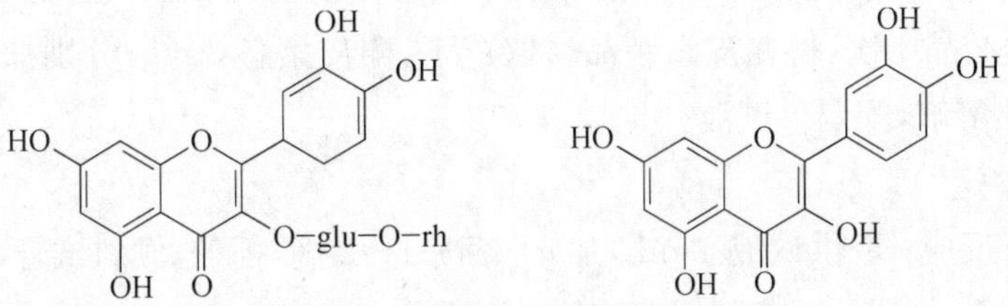

图 2-5　芦丁(左)及其水解产物槲皮素(右)的分子结构式

利用芦丁含有多个酚羟基,显一定酸性,易溶于碱而难溶于酸的特点,将其从植物材料中提取出来。

三、实验材料

1. 药品和试剂　槐米粗粉、石灰乳、蒸馏水、浓盐酸、2％硫酸溶液、浓硫酸、95％乙醇溶液、镁粉、10％ α-萘酚溶液、1％三氯化铁醇溶液、甲醇(或乙醇)、氨水、三氯化铝试剂、展开剂[三氯甲烷-甲醇-甲酸(14∶5∶1)或正丁醇-乙酸-水(4∶1∶5)]。

2. 仪器和材料　托盘天平1台、250 mL 烧杯2个、100 mL 烧杯3个、250 mL 量筒1个、酒精灯1盏、抽滤装置1套(包括配套的布氏漏斗、抽滤瓶、抽气泵、滤纸)、玻璃棒若干根、10 mL 试管5支、250 mL 圆底烧瓶1个、水浴锅1个、薄层色谱装置1套(包括配套的薄层层析板、毛细管、展开槽)。

四、实验流程

槐米样品→加水煮沸,石灰乳调节 pH 9,回流提取2次→滤液用浓盐酸调节 pH 至4~5→静置,析出沉淀,抽滤→粗品芦丁→加水,用石灰乳调节 pH 至8→煮沸溶解,抽滤→滤液经浓盐酸调节 pH 至4~5→静置,析出沉淀抽滤→精制芦丁→鉴定。

五、实验操作

1. 芦丁的提取　向40 g 槐米粗粉中加入250 mL 沸水,加热2~3 min,再加入石灰乳调节 pH 至9,微沸60 min,抽滤,收集滤液;滤渣再加入150 mL 水,调 pH 至9,煮沸20 min,趁热抽滤。合并2次滤液,便得到芦丁提取液。加热上述提取液,保持在60℃,加入浓盐酸调节 pH 至4~5,放置冷却,析出沉淀,抽滤。便得到亮黄色粗品芦丁。但此时杂质较多,可以通过第二次碱溶酸沉法或重结晶法进行精制。取粗晶芦丁,加100 mL 95％乙醇溶液,水浴加热溶解,趁热过滤,滤液浓缩至50 mL,放置冷却析出结晶,抽滤;母液再浓缩至一半,放置冷却析出结晶,合并2次结晶。便得到较纯的芦丁结晶。

2. 鉴定

(1) 供试液制备:首先进行芦丁的水解制备槲皮素,并制备样品供试液。称取芦丁2 g,尽量研细,投入250 mL 圆底烧瓶中,加2％硫酸溶液150 mL 回流30~60 min,冷却,待有大量黄色沉淀生成后抽滤,得苷元槲皮素(沉淀)及糖(滤液)。将槲皮素沉淀水洗至中性,用乙醇重结晶1次,得槲皮素精品。取芦丁、槲皮素各3 mg,分别加甲醇(或乙醇)8 mL,水浴加热溶解,配制供试液。

(2) 化学鉴定

1) Molish 反应:取供试液1 mL,加 α-萘酚1~2滴,摇匀,倾斜试管,沿管壁缓缓加入浓硫酸约1 mL,静置。观察两层溶液的界面变化。

2) 盐酸-镁粉反应:取供试液1 mL,滴加浓盐酸,再加少量镁粉,观察实验现象。

3) 三氯化铁反应:取样品少许,溶于水或乙醇中,加1％ 三氯化铁醇液1滴,观察颜色变化。

（3）薄层色谱法鉴定

1）制板：取硅胶 G 色谱板（或自制硅胶板，固定相常用有硅胶 G、硅胶 GF、硅胶 H、硅胶 HF254，均匀涂布于玻璃板上，置水平台上于室温下晾干，后在 110℃烘 30 min）。

2）点样：除另有规定外，用点样器点样于薄层板上，一般为圆点，点样基线距底边 1.0 cm，点样直径为 2～4 mm，点间距离为 1.5～2.0 cm，点间距离可视斑点扩散情况以不影响检出为宜。点样时必须注意勿损伤薄层表面。

3）展开：展开室如需预先用展开剂饱和，可在室中加入足够量的展开剂[① 三氯甲烷-甲醇-甲酸（14:5:1）或② 正丁醇-乙酸-水（4:1:5）]，使系统平衡。将点好样品的薄层板放入展开室的展开剂中，浸入展开剂的深度为距薄层板底边 0.5～1.0 cm（切勿将样点浸入展开剂中），密封室盖，等展开至 10～15 cm 时，取出薄层板，晾干。

4）显色：打开展开室盖，取出薄层板，① 先在可见光下观察，然后在紫外灯下观察（254 nm，365 nm）；② 再经氨水熏后观察；③ 最后喷三氯化铝试剂前后观察颜色变化，观察 365 nm 紫外灯下荧光。

5）计算 R_f 值：测量起始线至斑点距离和起始线至前沿线距离，计算样品和对照品 R_f 值。并进行比较。

六、注意事项

（1）硼砂因能与芦丁中的邻二酚羟基结合，起保护邻二酚羟基，不被氧化破坏的作用。实验证明，提取时加入硼砂，可提高产品质量。

（2）石灰乳既能达到碱溶解提取芦丁的目的，还可以除去槐米中大量的黏液质和酸性树脂（形成钙盐沉淀），但 pH 不能过高和长时间煮沸，因为会导致芦丁的水解而开环和形成钙螯合物，影响产品的质量和产率。

（3）碱溶酸沉淀法提取芦丁时，要注意控制 pH，pH 过低（酸性太强）会使芦丁形成锌盐而收率降低。

七、思考题

（1）芦丁可发生哪些显色反应？

（2）在研究芦丁的结构时，采用酸水解方法获得苷元和单糖，比较两种糖的水解难易并解释原因。在薄层检识时，采用聚酰胺薄层检识芦丁及其苷元、纸色谱鉴识水解所得的两种单糖，试说明两种检识原理，并比较检识产物的 R_f 值大小。

（张秀莉）

实验三十三　黄芩中黄芩苷的提取、分离和鉴定

一、实验目的

掌握沸水法提取分离酸性黄酮化合物黄芩苷及其鉴定的原理及操作。

二、实验原理

黄芩苷为淡黄色针晶。几乎不溶于水,难溶于甲醇、乙醇和丙酮,可溶于含水醇和热醋酸。溶于碱水及氨水初显黄色,不久则变为黑棕色。经水解后生成的苷元黄芩素分子中具有邻三酚羟基,易被氧化转为醌类衍生物而显绿色,这是黄芩因保存或炮制不当变绿色的原因。黄芩变绿色,有效成分受到破坏,质量随之降低(图2-6)。

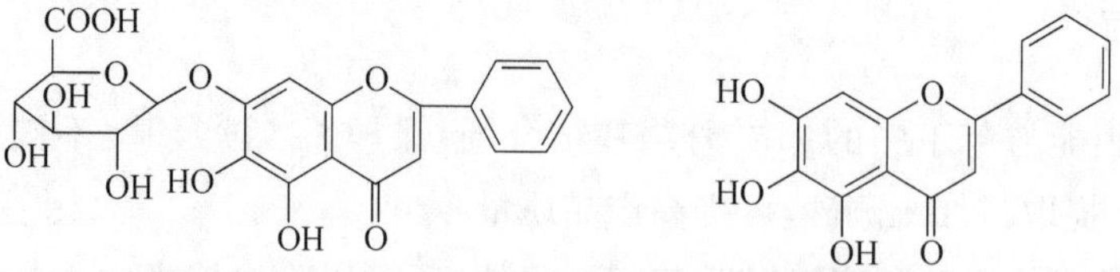

图 2-6　黄芩苷(左)与黄芩素(右)的化学结构式

黄芩苷结构中不仅含有亲水性糖基,而且含有酸性羧基、酚羟基,在植物体内能够与酸成盐,具有亲水性,可以通过煎煮法提取。再利用黄芩苷的酸性特征,能溶于碱溶液,而在酸性溶液中难溶的性质,采用碱溶酸沉法进行精制纯化。黄芩苷经酸解得黄芩素。

三、实验材料

1. 药品和试剂　黄芩粗粉、黄芩苷和黄芩素标准品、浓盐酸、40% 氢氧化钠溶液、50%乙醇溶液、95%乙醇溶液、蒸馏水、无水甲醇(或乙醇)、10% 硫酸溶液、浓硫酸、镁粉、10% α-萘酚溶液、2%二氯氧锆甲醇溶液、2%枸橼酸甲醇溶液。

2. 仪器和材料　托盘天平1台、50 mL 烧杯1个、250 mL 烧杯2个、酒精灯1盏、抽滤装置1套(包括滤纸、布氏漏斗、抽滤瓶、抽气泵)、玻璃棒若干根、水浴锅1个、10 mL 试管5支。

四、实验流程

黄芩样品→加水煎煮2次过滤→滤液用浓盐酸调节 pH 至1~2→冷却结晶,抽滤→

沉淀加适量水，并用氢氧化钠调节 pH 至 7→再加入等量乙醇，过滤→滤液用浓盐酸调节 pH 至 1～2→加热至 50℃，冷却结晶，抽滤→乙醇洗涤沉淀→精品黄芩→鉴定。

五、实验操作

1. 黄芩苷的提取　将 30 g 黄芩粗粉加入 300 mL 水中，加热微沸，保持 30 min 后用布氏漏斗抽滤，收集滤液，滤渣用 250 mL 水微沸 30 min，再进行抽滤，合并 2 次滤液，便得到黄芩苷的提取液。向黄芩苷提取液中，滴加浓盐酸，调节 pH 至 1～2，滤液置于 80℃ 水中保温 30 min，自然冷却析出粗品黄芩苷，抽滤，收集沉淀，这样便得黄芩苷粗品。将沉淀加适量水搅匀，加 40% 氢氧化钠溶液调节 pH 为 7，再加入等量 50% 乙醇溶液，过滤，收集滤液。在上述滤液中滴加浓盐酸调节 pH 至 1～2，充分搅拌，加热至 50℃，保温 30 min，过滤沉淀。将沉淀依次用水、50% 乙醇溶液、95% 乙醇溶液洗涤沉淀，自然干燥后，便得精品黄芩苷。

2. 鉴定

(1) 供试液制备：精密称取黄芩苷 1 g，加 10% 硫酸溶液 100 mL，加热煮沸 1～1.5 h，放冷静置，过滤。所得沉淀用少许水洗除酸，干燥称重，然后用 95% 乙醇溶液（大约 10 mL）结晶，即得苷元。取黄芩苷、黄芩素各 3 mg，分别加无水甲醇（或乙醇）8 mL，水浴加热溶解，配制供试液。

(2) 化学鉴定

1) Molish 反应：取供试液 1 mL，加 10% α-萘酚溶液 1～2 滴，摇匀，倾斜试管，沿管壁缓缓加入浓硫酸，约 1 mL，静置。观察两层溶液的界面变化。

2) 盐酸-镁粉反应：取供试液 1 mL，滴加浓盐酸，再加少量镁粉，观察实验现象。

3) 二氯氧锆/枸橼酸反应：取供试液 1 mL，滴加 2% 二氯氧锆甲醇溶液，观察实验现象，然后继续滴加 2% 枸橼酸甲醇溶液，观察颜色变化过程。

六、注意事项

(1) 提取过程中为防止黄芩苷的酶解、氧化和减少有效成分被破坏，应控制在一定温度下进行。

(2) 在用酸、碱进行提取纯化黄酮类化合物时，应当注意温度和碱度都不宜过高，以免破坏黄酮类化合物的母核。酸化时，酸度也不宜过高，否则酸会与黄酮类化合物生成盐而溶解。

七、思考题

(1) 黄酮类化合物常用的提取方法有哪些？
(2) 黄芩苷可发生哪些显色反应？

（张秀莉）

实验三十四　黄酮、蒽醌、香豆素的化学检识

一、实验目的

（1）掌握黄酮、蒽醌、香豆素的化学检识方法及其结果分析。

（2）熟悉黄酮、蒽醌、香豆素的化学检识原理。

二、实验原理

1. 黄酮的化学检识原理

（1）盐酸-镁粉反应：鉴定黄酮类化合物最常用的颜色反应，多数黄酮、黄酮醇、二氢黄酮及二氢黄酮醇类化合物显红-紫红色，少数显蓝色或绿色；但查耳酮、橙酮、儿茶素类、异黄酮类除少数例外，不显色。

（2）三氯化铝反应：黄酮类化合物分子中若具有 3 -羟基、4 -羰基，或 5 -羟基、4 -羰基或邻二酚羟基，则可以与许多金属盐类试剂如三氯化铝反应，生成有色的络合物或有色沉淀，有的还产生荧光（图 2 - 7）。

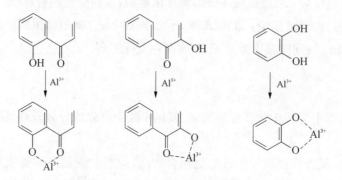

图 2 - 7　黄酮类的三氯化铝反应过程

2. 蒽醌的化学检识原理

（1）碱液反应（Bornträger 反应）：羟基蒽醌在碱性溶液中发生颜色改变，会使颜色加深，多呈橙、红、紫红色（图 2 - 8）。

（2）醋酸镁反应：α-羟基或邻二羟基蒽醌化合物与醋酸镁形成的有色络合物，可以判断羟基取代位置，1 个 α-OH 或 1 个 β-OH 或 2 个—OH 不同环，橙黄-橙色；已有一个 α-OH，邻位—OH，蓝-蓝紫色；间位—OH，橙红-红色；对位—OH，紫红-紫色（图 2 - 9）。

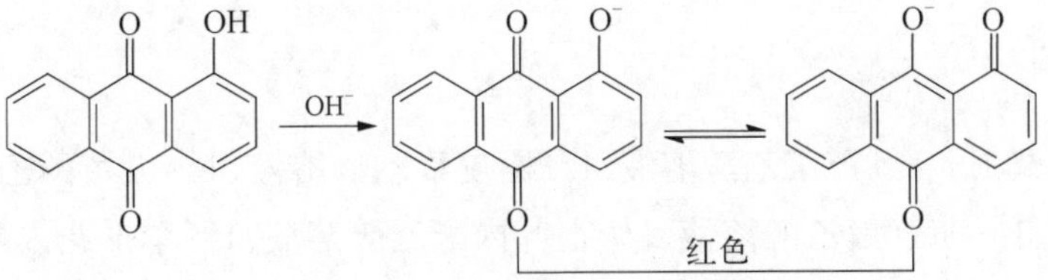

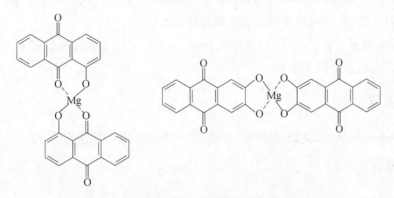

图 2-8　羟基蒽醌的碱液反应

图 2-9　α-羟基或邻二羟基蒽醌的醋酸镁反应物

3. 香豆素的化学检识原理

（1）荧光反应：香豆素类化合物在紫外光（365 nm）照射下一般显蓝色或紫色的荧光，7-羟基香豆素类往往有较强的蓝色荧光，加碱后其荧光更强，颜色有的变为绿色、黄色。

（2）异羟肟酸铁反应：香豆素类成分具有内酯结构，在碱性条件下开环，与盐酸羟胺缩合生成异羟肟酸，在酸性条件下再与 Fe^{3+} 络合而显红色（图 2-10）。

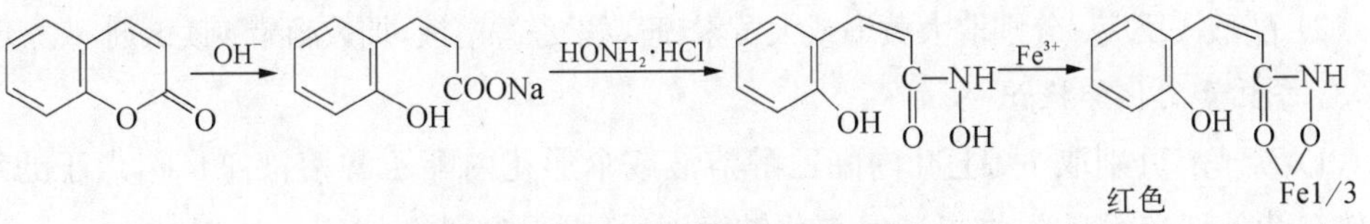

图 2-10　香豆素类的异羟肟酸铁反应

（3）Emerson 反应：酚羟基对位有活泼氢，如 6 位无取代的香豆素类成分，内酯环在碱性条件下开环后，与 Emerson 试剂（4-氨基安替比林和铁氰化钾）反应生成红色（图 2-11）。

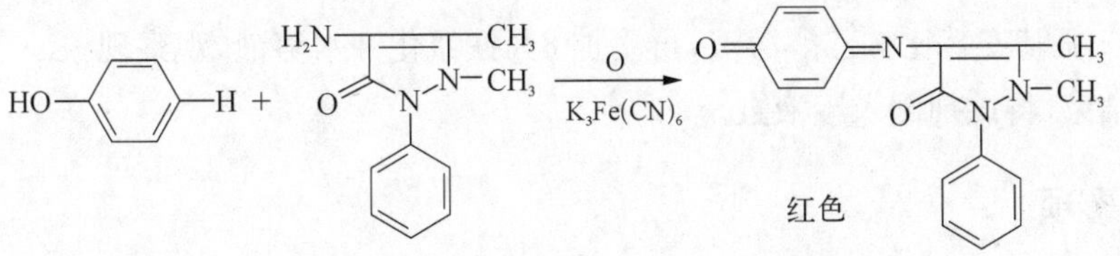

图 2-11　香豆素类的 Emerson 反应

三、实验材料

1. **药品和试剂**　1％芦丁乙醇溶液、1％槲皮素乙醇溶液、1％大黄酚乙醇溶液、1％大黄素乙醇溶液、1％茜草素乙醇溶液、1％七叶内酯乙醇溶液、1％伞形花内酯乙醇溶液、浓盐酸、镁粉、5％三氯化铝乙醇溶液、稀盐酸、醋酸镁试剂(1％醋酸镁甲醇溶液)、10％盐酸羟胺甲醇溶液、10％氢氧化钾甲醇溶液、5％三氯化铁溶液(含盐酸1％)、2％4-氨基安替比林乙醇溶液、8％铁氰化钾水溶液、1％氢氧化钠溶液。

2. **仪器和材料**　直径7 cm定性滤纸2张、10 mL试管8支、pH试纸若干张、暗箱式三用紫外仪1台、水浴锅1个。

四、实验流程

药材样品加溶剂→提取→提取液(样品液)→滴加试剂→观察现象。

五、实验操作

1. **黄酮的化学检识**

(1) 盐酸-镁粉反应：取1％芦丁乙醇溶液或1％槲皮素乙醇溶液1 mL于试管中,加镁粉少许,再滴入浓盐酸数滴,观察现象。

(2) 三氯化铝乙醇反应：取1％芦丁乙醇溶液或1％槲皮素乙醇溶液,滴在滤纸上,滴加5％三氯化铝乙醇溶液的试剂,观察现象,紫外灯光下,再观察现象。

2. **蒽醌的化学检识**

(1) 碱液反应：取1％大黄酚乙醇溶液或1％大黄素乙醇溶液,加1％氢氧化钠溶液,观察现象,继续加稀盐酸酸化,再观察现象。

(2) 醋酸镁反应：分别取大黄酚或大黄素、茜草素乙醇溶液,加数滴醋酸镁试剂,观察现象。

3. **香豆素的化学检识**

(1) 荧光：分别取1％七叶内酯乙醇溶液或伞形花内酯乙醇溶液1 mL,点于滤纸片上,放在紫外灯光下观察,加1％氢氧化钠溶液后,再观察现象。

(2) 异羟肟酸铁反应：取1％七叶内酯乙醇溶液或伞形花内酯乙醇溶液1 mL,于试管中,加0.5 mL的10％盐酸羟胺甲醇溶液和0.2 mL的10％氢氧化钾甲醇溶液,水浴加热10 min,稀盐酸酸化,加5％三氯化铁乙醇溶液(含盐酸1％),观察现象。

(3) Emerson反应：取伞形花内酯乙醇溶液1 mL,滴加10％氢氧化钾甲醇溶液,滴加2％的4-氨基安替比林乙醇溶液,再滴加8％铁氰化钾水溶液,观察现象。

实验结束,将试剂倒入废液缸。

六、注意事项

(1) 颜色检识反应,要有空白对照,否则,影响判断检识结果。

（2）黄酮、香豆素的化学检识，检识的试剂，滴加次序不能变，否则，影响检识效果。

（3）检识反应，样品溶液的配制要按照要求进行，否则，影响检识效果。

七、思考题

（1）盐酸镁粉反应，是检查什么结构类型成分的反应？

（2）提取液中什么成分与碱液立即产生红色，也可以发生醋酸镁反应？

（3）提取液中什么成分显亮蓝色荧光，且 Emerson 反应显紫红色？

（张　健）

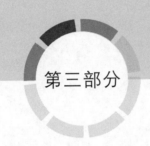

第三部分

药物化学实验

实验三十五 熔点的测定

一、实验目的

(1) 掌握药物熔点的测定方法。

(2) 熟悉药物熔点与纯度之间的关系。

(3) 了解测定熔点的意义。

二、实验原理

当晶形的固体物质加热到一定温度时,即从固态转变为液态,此时的温度可视为该物质的熔点。熔点是固体有机药物的一个重要的物理常数,与其结构相关。不同的药物,其熔点不同。因此通过测定熔点,可以对药物进行鉴别。

通常熔点的测定,系记取晶体开始液化时(初熔)至完全熔化时(全熔)的温度。熔点范围(熔距)是固体初熔至全熔的间隔温度。纯粹的晶体都有一极短的熔距,通常为 0.5～1.0℃。如有少量杂质存在,会使晶体的熔距显著地增长,并使熔点降低。因此,固体有机物可借助熔点的测定,来检查其纯度与否。

根据固体样品的熔点选择合适的传温液,传温液应采用透明、易导热的液体。常用的传温液及其最高使用温度见表 3-1。

表 3-1 常用的传温液及其最高使用温度

传温液	甘油	液状石蜡	硅油	浓硫酸	磷酸
最高使用温度(℃)	140	220	250	220	300

三、实验材料

1. **药品和试剂** 对乙酰氨基酚、硅油。

2. **仪器和材料** 熔点毛细管 5 支、药勺 1 个、磨口空心塞 1 个、表面皿 1 个、玻璃管 1 个、橡皮圈 1 个、卷纸 1 卷、酒精灯 1 盏、水银温度计 1 支、b 型熔点管 1 个、铁夹 1 个、铁架台 1 个、打火机 1 个和 SMP10 熔点测定仪 1 台。

四、实验流程

（1）装样。

（2）b型熔点管测定熔点法：往b型熔点管加入传温液→加热至距熔点10℃→放入装样毛细管→缓慢地升温→记录熔点。

（3）熔点测定仪测定熔点法：设置Plateau温度→插入样品管→快速加热→Plateau灯亮→缓慢加热→记录熔点。

五、实验操作

1. b型熔点管测定熔点方法　首先装样。在表面皿中将样品轻轻研碎成尽可能细密的粉末，装入一支清洁干燥的熔点毛细管，使熔点管内样品紧缩至3 mm高。

将b型熔点管固定在铁架台上，装入传温液，高度达到叉管处即可。装上温度计，在b型熔点管的支管地方用酒精灯的外焰加热，有利于传温液在管内对流循环，使温度均匀。待传温液温度上升至离样品熔点还有10℃时，将毛细管浸入传温液贴附于温度计上，使毛细管中的样品恰在水银球中部。降低升温速度，使升温速率为每分钟上升1.0～1.5℃，记录样品在初熔和全熔时的温度。

为了顺利地测定熔点，可先做一次粗测，加热可以稍快。知道大致熔点范围后，另装一支毛细管样品，作精密测定。每份样品测熔点2次，测定结果应一致。

2. 熔点测定仪测定熔点法　使用SMP10熔点测定仪测定熔点，操作方法如下：

（1）装样备用，操作如上所述。

（2）打开熔点仪电源开关后，设置Plateau温度，比样品熔点稍低。

（3）插入样品管，按下Start键，Heating灯亮，仪器快速加热。

（4）当Plateau灯亮后，按下Start键，Ramping灯亮，仪器缓慢加热，观察样品熔融情况，记下样品初融化时的温度。当样品完全熔融后，按下Stop键，记下此时的温度。

（5）等温度降低后，重复测定样品熔点。

六、注意事项

（1）毛细管贴附于温度计上时，其中的样品恰在水银球中部。

（2）接近样品熔点时，升温速率为每分钟上升1.0～1.5℃。

（3）在进行第二次测定时，需更换新的毛细管，传温液的温度应降至熔点以下的30℃左右。

（4）测定熔融同时分解的样品时，调节升温速率使温度每分钟上升2.5～3.0℃。遇有固相消失不明显时，应以样品分解物开始膨胀上升时的温度作为全熔温度。某些样品无法分辨其初熔、全熔时，可将其发生突变时的温度作为熔点。

（5）酒精灯内酒精的量保持在1/3～1/2。绝对禁止向燃着的酒精灯里添加酒精，以避免酒精流出造成失火。用完酒精灯时，必须用灯帽盖灭，不可用嘴去吹，以避免酒精火焰会压入灯壶造成爆炸。

（6）在测完熔点后，不要立即取出温度计，更不能用冷水直接冲洗，以免温度计破裂。

七、思考题

（1）在同一操作条件下，每一位同学实验所测的熔点可能不一样，你是如何科学地来看待这个问题的？

（2）两个熔点接近的纯净物等量混合后，其熔点有无变化？为什么？

（3）试述药物的纯度与熔点之间的关系。

（敖桂珍）

实验三十六　旋光度的测定

一、实验目的

（1）掌握旋光仪的使用方法。

（2）掌握旋光度、比旋光度的概念及比旋光度的计算。

（3）了解测定旋光性物质旋光度的意义。

（4）了解测定旋光度的原理及旋光仪的基本构造。

二、实验原理

有些有机化合物，特别是很多的天然有机化合物，都是手性分子，能使偏振光的振动平面旋转一定的角度 α，使偏光振动向左旋转的为左旋性物质，使偏光振动向右旋转的为右旋性物质。比旋光度是旋光物质重要的物理常数之一，经常用它来表示旋光化合物的旋光性。通过测定旋光度，可以检验旋光性物质的纯度并测定它的含量。测定旋光度的仪器叫旋光仪，一般实验室使用的旋光仪的基本构造如图 3-1 所示。

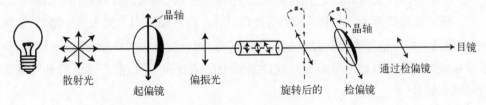

图 3-1　旋光仪的结构

旋光度和比旋光度的关系为

$$[\alpha]_\lambda^t = \alpha/(L \cdot C)$$

式中,$[\alpha]_\lambda^t$:表示旋光性物质在 t℃,光源的波长为 λ 时的比旋光度。光源的波长一般用钠光的 D 线,在 20℃或 25℃时测定。如 $[\alpha]_D^{20}$(水)表示某旋光化合物以水为溶剂在 20℃时在钠光的 D 线下所测的比旋光度。

α:标尺盘转动的角度读数(即旋光度),用旋光仪测定。

λ:光源的光波长(钠光 D,$\lambda = 529$ nm)。

t:测量时的温度(℃);C:溶液的浓度(g/mL);L:旋光管的长度(dm)。

三、实验材料

1. 药品和试剂　葡萄糖(A.R)、果糖(A.R)、酒石酸(A.R)、维生素 C。

2. 仪器　旋光仪(WZZ - 2B 自动旋光仪)1 台、电子分析天平 1 台、100 mL 容量瓶 1 个、50 mL 容量瓶 1 个、洗瓶、烧杯、胶头滴管。

四、实验流程

1. 配制溶液　称取所需药品放入容量瓶中→加入蒸馏水完全溶解→继续加蒸馏水至离刻度线 1 cm 处→再用胶头滴管滴加蒸馏水至刻度。

2. 测量旋光度　开启电源开关→5 min 后开启光源开关→仪器预热 20 min→将盛液管中气泡浮在凸颈处→将盛液管放入样品室→待示数稳定后,按"清零"键→用待测液润洗盛液管→将待测液装入盛液管→按相同的位置和方向放入样品室内→仪器将显示出该样品的旋光度→实验结束洗净盛液管。

五、实验操作

1. 配制溶液

(1) 称量:分别精密称取 2 g 酒石酸、2 g 葡萄糖、2 g 维生素 C 放入 3 个 100 mL 容量瓶,称取 1 g 果糖放入 50 mL 容量瓶中。

(2) 溶解、定容:加入少量蒸馏水将试剂完全溶解后,继续加蒸馏水至离刻度线 1 cm 处,再用胶头滴管滴加蒸馏水至刻度,摇匀待用。

2. 测量旋光度

(1) 开启电源开关,5 min 后开启光源开关,仪器预热 20 min(合理利用 20 min)。

(2) 校正旋光仪零点:选用适当的盛液管(1 dm 或 2 dm),用蒸馏水洗干净后,装满蒸馏水,将盛液管中气泡浮在凸颈处。打开"测量"键,将盛液管放入样品室,盖上箱盖,待示数稳定后,按"清零"键(盛液管安放时应注意标记的位置和方向,揩干盛液管外壁液滴及盛液管两端残液。)

(3) 测定旋光度:用少量待测液,润洗盛液管 2~3 次,将待测液装入盛液管,按相同的位置和方向放入样品室内,盖好箱盖,仪器将显示出该样品的旋光度,计数(1 号灯亮)→复测计数(2 号灯亮)→复测计数(3 号灯亮)→平均计数(平均灯亮)。照此方法完成其余试剂的测定。

(4) 实验结束洗净盛液管,擦干存放,关闭光源、电源开关,拔下插头,填写旋光仪使用记录,清场。

六、数据记录与处理

1. 称量、配制记录　填写于表 3 - 2。

表 3 - 2　称量、配制记录表

	酒石酸	葡萄糖	果糖	维生素 C
m(g)				
C(g/mL)				

2. 旋光度测定记录　填写于表 3 - 3。

表 3 - 3　旋光度测定记录表

	α_1(°)	α_2(°)	α_3(°)	α(°)	$[\alpha]_d^t$(°)	理论值(°)
酒石酸						0
葡萄糖						+52.5~+53.0
果糖						-89~+93
维生素 C						+20.5~+21.5

七、注意事项

(1) 开机后"测量"键只需按 1 次,如果误按该键,则仪器停止测量,液晶屏无显示。用户可再次按"测量"键,液晶屏重新显示,此时需重新校零。

(2) 葡萄糖和果糖有变旋现象,故溶液需现配现用。

(3) 装待测液前,用蒸馏水洗净盛液管,再用少量待测液洗盛液管 2~3 次。

(4) 盛液管中若有气泡,应先让气泡浮在凸颈处;通光面两端的雾状水滴,应用软布揩干;盛液管螺帽不宜旋得过紧,以免产生应力,影响读数。

八、思考题

(1) 测定手性化合物的旋光性有何意义?

(2) 旋光度和比旋光度有何不同?

(3) 通过测量计算,分析一下酒石酸、葡萄糖、果糖和维生素 C 的旋光性有何不同?

(李环球)

实验三十七　折射率的测定

一、实验目的

(1) 学习测定折射率的原理及阿贝折光仪的基本构造。

(2) 掌握折光仪的使用方法。

(3) 了解测定化合物折射率的意义。

二、实验原理

1. 折射率的测定的原理　折射率是物质的物理常数,固体、液体和气体都有折射率。折射率常作为检验原料、溶剂、中间体和最终产物的纯度及鉴定未知样品的依据。

在确定的外界条件(温度、压力)下,光线从一种透明介质进入另一种透明介质时,由于光在两种不同透明介质中的传播速度不同,光传播的方向就要改变,在分界面上发生折射现象。

根据折射定律,折射率是光线入射角(α)的正弦与折射角(β)的正弦之比,即

$$n = \frac{\sin \alpha}{\sin \beta}$$

当光由介质 A 进入介质 B 时,如果介质 A 对于介质 B 是光疏物质,则折射角(β)必小于入射角(α),当入射角为 90° 时,$\sin \alpha = 1$,这时折射角达到最大,称为临界角,用 β_0 表示。很明显,在一定条件下,β_0 也是一个常数,它与折射率的关系是

$$n_D = \frac{1}{\sin \beta_0}$$

可见,测定 β_0,就可以得到折射率,这就是阿贝折光仪的基本光学原理,如图 3-2、图 3-3 所示。

底座为阿贝折光仪的支承座,壳体固定在其上。除棱镜和目镜以外全部光学组件及主要结构。阿贝折射仪闭于壳体内部。棱镜组固定于壳体上,由进光棱镜、折射棱镜及棱镜座等结构组成,两块棱镜分别用特种黏合剂固定在棱镜内。进光棱镜座、折射棱镜座、两棱镜座由转轴连接。进光棱镜能打开和关闭,当两棱镜座密合并用手轮锁紧时,二棱镜

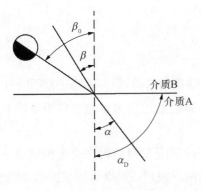

图 3-2 光的折射现象

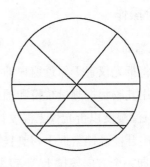

图 3-3 折光仪在临界角时的目镜视野图

之间保持一均匀的间隙,被测液体应充满此间隙。遮光板、4 个恒温器接头、温度计、温度计座,可用乳胶管与恒温器连接使用。反射镜,目镜,盖板,折射率刻度调节手轮、色散调节手轮、色散值刻度圈,照明刻度盘聚光镜。

为了测定 β_0 值,阿贝折光仪采用了"半暗半明"的方法,就是让单色光为 $0 \sim 90°$。

所有角度从介质 A 射入介质 B,这时介质 B 中临界角以内的整个区域均有光线通过,因此是明亮的,而临界角以外的全部区域没有光线通过,因此是暗的,明暗两区界线十分清楚。如果在介质 B 的上方用一目镜观察,就可以看见一个界线十分清晰的半明半暗视场。

因各种液体的折射率不同,要调节入射角始终为 90°,在操作时只需旋转棱镜转动手轮即可。从刻度盘上可直接读出折射率。

三、实验材料

1. 药品和试剂　待测物、乙酸乙酯、丙酮、溴代萘标准试样。

2. 器材　滴管 2 支、阿贝折光仪。

四、实验流程

1. 仪器的校正　将保温套进出水口与恒温槽连接→读出折光仪的温度计度数→旋开棱镜锁紧扳手→开启辅助棱镜→用滴管吸取两滴丙酮滴在棱镜的毛镜面上→擦拭上、下镜面,晾干→滴溴代萘标准试样在折射棱镜上→旋紧手轮→打开遮光板→调节底部反光镜→使目镜内视野明亮→若有偏差可调节调节螺钉,使明暗分界线位于中央。

2. 待测溶液折光度的测定　旋开棱镜锁紧扳手→开启辅助棱镜→滴两滴丙酮滴在棱镜的毛镜面上→擦拭上、下镜面,晾干→滴加待测液于毛镜面上→闭合辅助棱镜并旋紧扳手→调节反射镜,使目镜视场明亮清晰→旋转棱镜转动手轮至视场中出现彩色光带或黑白临界线→旋转色散棱镜手轮,使视场中呈现清晰的明暗临界线→记下刻度盘数值即为待测物质折射率→重复 $2 \sim 3$ 次,取其平均值→并记下阿贝折光仪温度计的读数作为被测液体的温度→清洗镜面,妥善复原。

五、实验操作

1. 仪器的校正

（1）将折光仪置于靠近窗户的桌子上或普通照明灯前，但不能曝于直照的日光中。

（2）用乳胶管把测量棱镜和辅助棱镜上保温套的进出水口与恒温槽串接起来，装上温度计，恒温湿度以折光仪上温度计读数为准。

（3）旋开棱镜锁紧扳手，开启辅助棱镜，用滴管吸取两滴丙酮滴在棱镜的毛镜面上，用擦镜纸向一个方向擦拭上、下镜面，晾干。滴两滴溴代萘标准试样在折射棱镜的抛光面上，旋紧手轮。

（4）打开遮光板，调节底部反光镜，使目镜内视野明亮；若有偏差可用螺丝刀转动调节螺钉，使明暗分界线位于中央。

（5）仪器校正完毕后，按操作（3）擦洗上、下镜面，并用干净软布擦净折光仪，妥善复原。

2. 待测溶液折光度的测定

（1）旋开棱镜锁紧扳手，开启辅助棱镜，用滴管吸取两滴丙酮滴在棱镜的毛镜面上，用擦镜纸向一个方向擦拭上、下镜面，晾干。滴加数滴待测物于毛镜面上，迅速闭合辅助棱镜，旋紧棱镜锁紧扳手。若试样易挥发，则从加液槽中加入被测试样。

（2）调节反射镜，使入射光进入棱镜组，调节测量目镜，从测量望远镜中观察，使视场最亮、最清晰。旋转棱镜转动手轮，使刻度盘标尺的示值最小。

（3）旋转棱镜转动手轮，使刻度盘标尺上的示值逐渐增大，直至观察到视场中出现彩色光带或黑白临界线为止。

（4）旋转色散棱镜手轮，使视场中呈现一清晰的明暗临界线。若临界线不在叉形准线交点上，则同时旋转棱镜转动手轮，使临界线明暗清晰且位于叉形准线交点上。

（5）记下刻度盘数值即为待测物折射率。重复 2～3 次，取其平均值。并记下阿贝折光仪温度计的读数作为被测液体的温度。

（6）按操作（3）擦洗上、下镜面，并用干净软布擦净折光仪，妥善复原。

六、注意事项

（1）擦洗棱镜组时不能用手及玻璃滴管的头触及毛玻璃面。

（2）仪器校正完毕后不允许再扭动调节螺钉。

（3）用溶剂擦洗时必须将擦洗溶剂晾干，才能加入待测物，否则会影响待测溶剂折光率的测定。

（4）滴入待测液体时要求液膜覆盖均匀无气泡。

七、思考题

（1）用阿贝折光仪测定气、液相样品的组成原理是什么？

(2) 测定有机化合物折射率的意义是什么?

(3) 假定测得松节油的折射率为 $n_D^{30} = 1.471\,0$,在 25℃时其折射率的近似值应是多少?

(李环球)

实验三十八 蒸馏和沸点的测定

一、实验目的

(1) 掌握蒸馏和测定沸点的操作要领和方法。

(2) 熟悉蒸馏和测定沸点的原理,了解蒸馏和测定沸点的意义。

二、实验原理

液体的分子由于分子运动有从表面逸出的倾向,这种倾向随着温度的升高而增大,进而在液面上部形成蒸汽。当分子由液体逸出的速度与分子由蒸汽中回到液体中的速度相等时,液面上的蒸汽达到饱和,称为饱和蒸汽。它对液面所施加的压力称为饱和蒸汽压。实验证明,液体的蒸汽压只与温度有关。即液体在一定温度下具有一定的蒸汽压。

当液体的蒸汽压增大到与外界施于液面的总压力(通常是大气压力)相等时,就有大量气泡从液体内部逸出,即液体沸腾。这时的温度称为液体的沸点。

但是具有固定沸点的液体不一定都是纯粹的化合物,因为某些有机化合物常和其他组分形成二元或三元共沸混合物,它们也有一定的沸点。

蒸馏是将液体有机物加热到沸腾状态,使液体变成蒸汽,又将蒸汽冷凝为液体的过程。

通过蒸馏可除去不挥发性杂质,可分离沸点差大于 30℃的液体混合物,还可以测定纯液体有机物的沸点及定性检验液体有机物的纯度。

三、实验材料

1. 试剂 乙醇。

2. 器材 蒸馏瓶1个、温度计1支、直形冷凝管1个、尾接管1个、锥形瓶2个、量筒1个。

3. 实验装置 主要由气化、冷凝和接收三部分组成,如图 3-4 所示。

(1) 蒸馏瓶:蒸馏瓶的选用与被蒸液体量的多少有关,通常装入液体的体积应为蒸馏瓶容积的 1/3~2/3。液体量过多或过少都不宜。在蒸馏低沸点液体时,选用长颈蒸馏瓶;而蒸馏高沸点液体时,选用短颈蒸馏瓶。

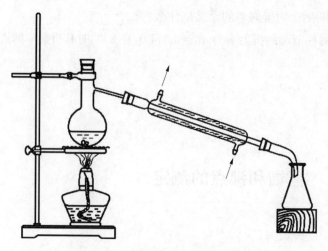

图 3-4　蒸馏和沸点测定的装置

　　(2) 温度计:温度计应根据被蒸馏液体的沸点来选,低于 100℃,可选用 100℃ 温度计;高于 100℃,应选用 250～300℃ 水银温度计。

　　(3) 冷凝管:冷凝管可分为水冷凝管和空气冷凝管两类,水冷凝管用于被蒸液体沸点低于 140℃;空气冷凝管用于被蒸液体沸点高于 140℃。

　　(4) 尾接管及接收瓶:尾接管将冷凝液导入接收瓶中。常压蒸馏选用锥形瓶为接收瓶,减压蒸馏选用圆底烧瓶为接收瓶。仪器安装顺序为:先下后上,先左后右。卸仪器与其顺序相反。

四、实验流程

　　将待蒸乙醇倒入蒸馏瓶中→装置冷凝管→缓缓通入冷水→开始加热→水银球上液滴和蒸汽温度达到平衡时读温度计读数→收集蒸馏液→记下该馏分的沸程→拆除蒸馏装置。

五、实验操作

　　1. 加料　将待蒸乙醇 40 mL 小心倒入蒸馏瓶中,不要使液体从支管流出。加入几粒沸石,塞好带温度计的塞子,注意温度计的位置。再检查一次装置是否稳妥与严密。

　　2. 加热　先打开冷凝水龙头,缓缓通入冷水,然后开始加热。注意冷水自下而上,蒸汽自上而下,两者逆流冷却效果好。当液体沸腾,蒸汽到达水银球部位时,温度计读数急剧上升,调节热源,让水银球上液滴和蒸汽温度达到平衡,使蒸馏速度以每秒 1～2 滴为宜。此时温度计读数就是馏出液的沸点。蒸馏时若热源温度太高,使蒸汽成为过热蒸汽,造成温度计所显示的沸点偏高;若热源温度太低,馏出物蒸汽不能充分浸润温度计水银球,造成温度计读得的沸点偏低或不规则。

　　3. 收集馏液　准备两个接收瓶,一个接收前馏分或称馏头,另一个(需称重)接收所需馏分,并记下该馏分的沸程:即该馏分的第一滴和最后一滴时温度计的读数。

在所需馏分蒸出后,温度计读数会突然下降。此时应停止蒸馏。即使杂质很少,也不要蒸干,以免蒸馏瓶破裂及发生其他意外事故。

4. 拆除蒸馏装置　蒸馏完毕,先应撤出热源,然后停止通水,最后拆除蒸馏装置(与安装顺序相反)。

六、注意事项

(1) 冷却水流速以能保证蒸汽充分冷凝为宜,通常只需保持缓缓水流即可。

(2) 蒸馏有机溶剂均应用小口接收器,如锥形瓶。

七、思考题

(1) 什么叫沸点? 液体的沸点和大气压有什么关系? 文献里记载的某物质的沸点是否即为实验室的沸点温度?

(2) 蒸馏时加入沸石的作用是什么? 如果蒸馏前忘记加沸石,能否立即将沸石加至将近沸腾的液体中? 当重新蒸馏时,用过的沸石能否继续使用?

(3) 为什么蒸馏时最好控制馏出液的速度为每秒 1～2 滴为宜?

(李环球)

实验三十九　结晶和重结晶

一、实验目的

(1) 掌握固体物质的常用精制方法。

(2) 熟悉重结晶的操作过程,包括抽滤的操作。

二、实验原理

1. 结晶的原理　溶质以晶体的形式从溶液中析出的过程称为结晶。定温定压时,饱和溶液中所含溶质的量,称为该溶质在该温度压力下的溶解度。

利用固体物质和杂质在所选择的重结晶溶剂中溶解度的不同及固体物质溶解度对温度变化的差异,若杂质在溶剂中的溶解度极小,可以配成要提纯固体物质的饱和溶液后,通过过滤除去杂质;若杂质在溶剂中的溶解度较大,可以配成要提纯固体物质的过饱和溶液后,使要提纯固体物质从此溶液中析出,而让杂质全部或大部分留在溶液中;最终达到提纯目的。

通常重结晶所选择的理想溶剂,要求与要提纯的物质不起化学反应,且在较高温度时能溶解较多的要提纯物质而在较低温度时能溶解较少的要提纯物质,此外,理想溶剂的沸点不宜太高,也不宜太低。当沸点过低时,溶解度改变不大且操作不易;过高时,附着于晶体表面的溶剂不易除去。

2. 苯甲酸重结晶的原理　苯甲酸在水中的溶解度随温度的变化较大,其在沸水中溶解度最大,而在冷水中溶解度较低。利用粗苯甲酸中各组分在不同温度水中的溶解度不同,加热粗苯甲酸再冷却结晶,使苯甲酸与杂质分离,从而达到分离提纯的目的。

三、实验材料

1. 药品和试剂　粗苯甲酸、蒸馏水、活性炭。

2. 仪器和材料　恒温水浴锅1个、50 mL 圆底烧瓶1个、A150 磁力搅拌子1个、球形冷凝管1个、玻璃棒1根、100 mL 磨口锥形瓶1个、表面皿1个、铁架台2个、十字夹2个、烧瓶夹2个、电子天平1台、50 mL 量筒1个、30 mL 砂芯玻璃漏斗1个、循环式真空泵1个、定性滤纸1张、不锈钢药勺2个、刮刀1个、红外烘箱1台、滴管若干根。

四、实验流程

称取苯甲酸→加入蒸馏水→100℃加热至固体全部溶解→停止加热→趁热过滤→滤液冷却至室温→析晶→抽滤→收集滤饼→干燥至恒重→称重,计算产率。

五、实验操作

称取1 g 粗苯甲酸于50 mL 圆底烧瓶内,并加入15 mL 蒸馏水和一个磁力搅拌子。将烧瓶置于油浴锅内,逐渐加热至100℃,使粗苯甲酸完全溶解。若尚有未完全溶解的固体,可继续加入少量蒸馏水。至完全溶解后,向圆底烧瓶中再多加入1～2 mL 蒸馏水。将圆底烧瓶从油浴锅中移出,稍冷却,加入少许活性炭,继续加热微沸5～10 min。

事先将滤纸放入砂芯玻璃漏斗内,加少量蒸馏水润湿滤纸,置于预先固定在铁架台上的磨口锥形瓶上,连上循环式真空泵,将上述热溶液趁热抽滤。滤毕,将滤液静置,让其慢慢冷却,观察烧杯中晶体的析出。

结晶完成后,将锥形瓶中析出苯甲酸晶体的混合液抽滤,尽量除去母液,之后加少量冷蒸馏水于漏斗中,使晶体润湿,并用刮刀使结晶松动平整,重新抽干,滤纸上即为苯甲酸晶体。最后用刮刀将结晶转移至表面皿中,摊开成薄层,放入100℃烘箱中干燥恒重,称重并计算产率。

六、注意事项

(1) 加热时温度计的探头应在油浴锅内且不接触油浴锅的锅壁。

(2) 活性炭不可直接加入正在沸腾的溶液中,否则将引起暴沸。

（3）趁热过滤前可事先预热玻璃仪器，且烧瓶从油浴锅取出时可稍冷却，谨防烫伤。

（4）冷却应缓慢且完全，要达到室温，以防损失。

七、思考题

（1）本实验为什么在粗苯甲酸全溶后，还要加少量蒸馏水？

（2）为什么滤液需在静置的条件下缓慢结晶？结晶时，是不是温度越低越好？

（3）除了采用结晶与重结晶的方法，纯化固体还有哪些方法？如何在具体实验中合理使用每一种纯化方法？

（叶　娜）

实验四十　萃取

一、实验目的

（1）掌握分液漏斗的使用方法。

（2）了解萃取的基本原理。

二、实验原理

萃取是分离、提取和纯化有机化合物常用的操作方法之一。通常被萃取的是固态物质，称为固-液萃取；被萃取的是液态物质，称为液-液萃取。应用萃取可以从固体或液体混合物中提取出所需物质，也可以用来洗去混合物中少量杂质。前者称为萃取，后者称为洗涤。

萃取原理是根据分配定律。一定温度下，某物质 X 在两种互不相溶的溶剂中的浓度比为一常数，即分配系数 K。

$$K = C_A/C_B$$

式中，C_A：X 在溶剂 A 中的浓度；C_B：X 在溶剂 B 中的浓度。

依照分配定律，可使化合物从一种溶剂内转移到另一种溶剂中；而要节省萃取剂来提高萃取的效率，用一定量的溶剂一次性加入溶液中萃取，其效果不如用同量的溶剂分成几份多次萃取的效果。

选择的萃取剂应符合下列要求：① 和原溶液中的溶剂互不相溶；② 对溶质的溶解度要远大于原溶剂；③ 沸点较低，容易通过蒸馏或减压蒸馏方法和溶质分离。

本实验属于液-液萃取,用水从冰醋酸:乙酸乙酯(1:9)混合液中萃取冰醋酸。

三、实验材料

1. 药品和试剂　冰醋酸:乙酸乙酯(1:9)混合液、蒸馏水、酚酞试剂和1 mol/L 氢氧化钠溶液。

2. 仪器和材料　100 mL 分液漏斗、铁架台、铁圈、100 mL 量筒、一次性滴管、25 mL 碱式滴定管和200 mL 锥形瓶各1个。

四、实验流程

检查分液漏斗→将被萃取化合物加至分液漏斗中→加入蒸馏水→振荡,放气→静置,分层→从分液漏斗下端分出水层→上层再用蒸馏水萃取→共萃取3次→合并水相→滴入2滴酚酞试剂→用1 mol/L 氢氧化钠溶液滴定→记录所用氢氧化钠溶液体积。

五、实验操作

1. 检查分液漏斗　将分液漏斗洗净后,检查其是否漏水。

2. 萃取操作　取 20 mL 冰醋酸:乙酸乙酯(1:9)混合液于分液漏斗中,再加入20 mL水,振荡,放气,重复操作2~3次。然后将分液漏斗置于铁圈中静置20 min,使其分层。分层后,打开分液漏斗上面玻璃塞,再小心打开旋塞,放出下层水溶液,待油水界面与旋塞上口相切,关闭旋塞。这是第一次萃取。

在上层有机相中再加 20 mL 水,重复上述萃取操作2次。最后上层液体必须从分液漏斗上口倒出。

3. 结果检定　将 3 次萃取所得水相合并,放于锥形瓶中,滴入 2 滴酚酞试剂。用1 mol/L 氢氧化钠溶液滴定。记录所用氢氧化钠溶液的体积。

六、注意事项

(1) 使用分液漏斗前要检查其玻璃塞和旋塞是否紧密。

(2) 注意萃取过程中的排气,否则漏斗中压力增大,玻璃塞有可能顶开而出现漏液。放气时,漏斗尾部向上倾斜,朝无人处放气。

(3) 静置分层后,先打开分液漏斗的玻璃塞,再旋开活塞,放出下层液体,以防漏斗内形成负压。

(4) 上层液体从分液漏斗的上口倒出,以免被残留在分液漏斗内的下层液体所沾污。

(5) 萃取的次数取决于分配系数,一般为3~5次。

七、思考题

(1) 2015 年诺贝尔生理学或医学奖获得者屠呦呦提取青蒿素采用的方法是什么?

（2）若用有机溶剂萃取水溶液中的物质，在未知溶剂密度情况下，如何判断哪一层是有机层？

（3）为何把溶剂分成数份作多次萃取比用全部溶剂作一次性萃取的效果好？

（教桂珍）

实验四十一　水蒸气蒸馏

一、实验目的

（1）掌握水蒸气蒸馏的基本原理、使用范围和被蒸馏物应具备的条件。

（2）熟悉水蒸气蒸馏的装置和操作方法。

二、实验原理

水蒸气蒸馏是将水蒸气通入不溶于水的有机物中或使有机物与水经过共沸而蒸出的操作过程。

水蒸气蒸馏是纯化分离有机化合物的重要方法之一。两种互不相溶的液体混合物的蒸汽压等于两种液体单独存在时的蒸汽压之和。当混合物的蒸汽压等于大气压时，混合物开始沸腾，就会被蒸馏出来。因此互不相溶的液体混合物的沸点比其中任意组分的沸点都低。

当水蒸气通入被蒸馏物中，被蒸馏物中的某一组分和水蒸气一起蒸馏出来时，其质量和水的质量之比等于两者分压和它们的相对分子质量的乘积之比。即

$$m_A/m_水=(P_A \times M_A)/P_水 \times 18$$

式中，m_A：馏出液中有机物的质量，g；$m_水$：馏出液中水的质量，g。$P_水$：水蒸气蒸馏时水的蒸汽压，kPa；P_A：水蒸气蒸馏时有机物的蒸汽压，kPa。M_A：有机物的相对分子质量。

三、实验材料

1. 药品和试剂　苯胺、无水硫酸钠。

2. 仪器和材料　加热套 1 个、250 mL 圆底烧瓶 1 个、50 mL 长颈圆底烧瓶 1 个、铁架台 3 个、十字夹 3 个、烧瓶夹 3 个、100 mL 磨口锥形瓶 1 个、沸石 3～5 粒、200 mL 量筒 1 个、直形冷凝管 1 个、T 形管 1 个、尾接管 1 个、螺旋夹 1 个、橡皮管若干根、导气管 3 根、玻璃安全管 1 根、双孔木塞 2 个、单孔木塞 1 个、电子天平 1 台、升降台 1 个、称量纸若干

张、不锈钢药勺1个。

3. 实验装置　见图3-5。

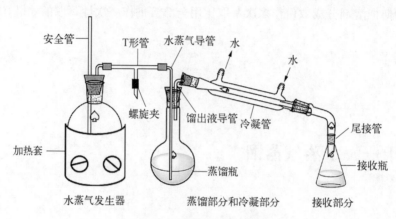

图 3-5　水蒸气蒸馏的实验装置

水蒸气蒸馏装置由水蒸气发生器、蒸馏部分、冷凝部分和接收部分组成。

水蒸气发生器的橡皮塞上插有一根接近瓶底的玻璃管作为安全管。当蒸汽管道受阻时,发生器内的水沿玻璃管上升,可起报警作用。T 形管的一个垂直支管连接夹有螺旋夹的橡皮管,可以放掉蒸汽冷凝的积水,当蒸汽量过猛或系统内压力骤增时,可以打开螺旋夹,释放蒸汽,调节压力。

四、实验流程

将苯胺加入至蒸馏瓶中→在水蒸气发生器中加入蒸馏水和沸石→按照所示装置图安装仪器→打开螺旋夹→加热套温度调至110℃→水蒸气从 T 形管的支管冲出→拧紧螺旋夹→馏出液滴入接收瓶→调紧螺旋夹,使馏出速度为每秒2～3滴→馏出液中油状物基本消失→打开螺旋夹→停止加热→结束蒸馏→拆除装置→将锥形瓶的液体称重→记录重量,计算产率。

五、实验操作

将 15 mL 苯胺加入至 50 mL 圆底蒸馏瓶中,在 250 mL 水蒸气发生器中加入 150 mL 蒸馏水和几粒沸石。按照图 3-5 的实验装置,按照从左到右、从下到上的顺序安装好实验设备。玻璃安全管底部距容器底部约 1 cm,可用来调节体系内部的压力并可防止系统发生堵塞时出现危险。在与蒸馏系统连接时,管路越短越好,否则水蒸气冷凝后会降低蒸馏瓶内温度,影响蒸馏效果。

打开螺旋夹后,将水蒸气发生器加热,当水蒸气自 T 形管的支管冲出时,拧紧螺旋夹,水蒸气即进入圆底烧瓶。有馏出液滴入接收瓶时,调紧螺旋夹,使馏出速度为每秒2～3滴,当馏出液中油状物基本消失时,结束蒸馏。此时应该先松开螺旋夹,然后停止加热。拆装置时应按照从右到左、从上到下的顺序。最后,将接收瓶中的液体称重,计算产率。

六、注意事项

（1）在水蒸气发生器中加入其容积 1/2～3/4 的蒸馏水。蒸馏烧瓶内液体不得超过其容积的 1/3。

（2）在停止蒸馏操作后，应先打开 T 形管的螺旋夹，再停止水蒸气发生器的加热，以免发生蒸馏烧瓶内的液体向水蒸气发生器倒灌的现象。

（3）安装正确，连接处严密。

七、思考题

（1）水蒸气发生器中加入安全管的作用是什么？如安全管发生异常，如何排查？如果蒸馏前忘记加沸石，如何通过安全处理进行补救？以本实验为例，简述严格遵守安全操作规范的必要性和重要性。

（2）当混合物中含有大量的固体或焦油状物质，有哪些纯化方法可以将难溶于水的液体有机物分离？

（叶　娜）

实验四十二　减压蒸馏

一、实验目的

（1）掌握减压蒸馏的仪器装置与技术。

（2）了解减压蒸馏的原理及应用。

二、实验原理

液体有机化合物常用蒸馏或分馏方法进行分离或提纯，通常在常压下加热液体至沸点温度实施。液体的沸点是指其蒸汽压等于外界大气压时的温度。液体的沸点与外界压力相关，随着外界压力减低而下降。

许多有机化合物沸点较高（200℃以上），在常压下蒸馏时，未达到沸点时往往就发生分解、氧化或聚合等现象。此时，不能用常压蒸馏，可以利用减压状态下进行低温蒸馏，即减压蒸馏。通过减少体系内的压力而降低液体的沸点，避免发生这些现象。许多有机化合物的沸点在压力降低到 1.3～2.0 kPa（10～15 mmHg）时，可以比其常压下沸点降低 80~100℃。因此,减压蒸馏对于分离或提纯沸点较高或性质不太稳定的液态有机化合物具有特别重要的意义。

完整的减压蒸馏装置系统包括蒸馏、抽气及在它们之间的保护及测压装置三部分。

(1) 蒸馏部分:包括圆底烧瓶、蒸馏头、温度计、直形冷凝管、真空接收管及接收瓶、集热式磁力搅拌仪。集热式磁力搅拌仪起到加热、搅拌和产生汽化中心的作用。

(2) 抽气部分:实验室里通常使用水泵或油泵来进行抽气减压。水泵的减压效率不高,一般真空度在 20~30 mmHg。若需要较高的真空度,就要用油泵,一般真空度能在 5~10 mmHg。

(3) 保护装置部分:水泵因其设备简单而且无须顾虑对泵的腐蚀性,操作较方便,在接收瓶与水泵之间安装一个安全瓶即可。如果采用真空油泵进行减压,为了防止易挥发、酸性有机物或水蒸气等侵入油泵,污染真空泵油,腐蚀泵体,降低真空度,必须在接收瓶与真空油泵之间顺次安装安全瓶、冷却阱、测压计和吸收塔。吸收塔一般可设 2~3 个,分别装有无水氯化钙、颗粒状氢氧化钠及片状固体石蜡,分别用以吸收水分、酸性气体和烃类气体。

三、实验材料

1. 试剂 无水乙醇(AR)。

2. 仪器和材料 250 mL 圆底烧瓶 2 个、500 mL 圆底烧瓶 1 个、搅拌子 1 个、蒸馏头 1 个、温度计及其套管 1 套、直形冷凝管 1 个、橡皮管 1 个、真空接收管 1 个、带有双通活塞的安全瓶 1 个、玻璃漏斗 1 个、100 mL 量筒 1 个、集热式磁力搅拌仪 1 台、循环水式多用真空泵 1 台、电子天平 1 台。

四、实验流程

搭建减压蒸馏装置→加入无水乙醇→加热蒸馏→收集所需的馏分→称重。

五、实验操作

1. 减压蒸馏装置的搭建 搭建减压蒸馏装置按照"从下到上"和"从左到右"的顺序。将 250 mL 圆底烧瓶固定在集热式磁力搅拌仪水浴中,依次装上蒸馏头、温度计及其套管、直形冷凝管、真空接收管和 250 mL 圆底烧瓶。在接收管的支口用橡皮管连接上安全瓶,安全瓶的玻璃管上再用橡皮管接上循环水式多用真空泵。

2. 减压蒸馏操作 首先用玻璃漏斗将无水乙醇 100 mL 加至 250 mL 圆底烧瓶,加入搅拌子,再开动搅拌,然后打开循环水式多用真空泵,关闭安全瓶上的双通活塞。待调好真空度后,接通冷凝水,最后加热搅拌蒸馏。蒸馏速度以每秒 1~2 滴为宜。在前馏分蒸完后,需要更换容器接收所需的馏分。

减压蒸馏结束时后,先关闭热源,待体系稍冷后慢慢地打开双通活塞放气,再关闭循环水式多用真空泵和冷凝水。

六、注意事项

（1）整套仪器必须使用圆形厚壁仪器，切勿使用有裂缝或薄壁的玻璃仪器，尤其不能使用不耐压的平底瓶（如锥形瓶）等，以防内向爆炸。

（2）蒸馏时，为了防止暴沸现象产生，可采用毛细管或磁力搅拌，产生汽化中心。如果采用磁力搅拌仪，加热稳定，还可以控制搅拌速度。

（3）放置待蒸馏的液体时，不超过圆底烧瓶容积的1/2。

（4）加热时，圆底烧瓶至少应有2/3浸入浴液中。蒸馏速度以每秒1～2滴为宜。在压力稳定的情况下，纯物质的沸程不应超过1～2℃。

（5）温度计水银球的上限应与蒸馏头支管的下限在同一水平线上。

（6）停止蒸馏时，应先放气再关泵，以防发生倒吸现象。

七、思考题

（1）化合物的沸点与外压的关系是怎样的？

（2）在怎样的情况下液体有机化合物才用减压蒸馏进行纯化？

（3）使用油泵减压时，需要安装哪些吸收和保护装置？其作用是什么？

（敖桂珍）

实验四十三　无水乙醇的制备

一、实验目的

（1）掌握实验室用氧化钙制备无水乙醇的方法。

（2）掌握无水回流、无水蒸馏等常规无水操作。

二、实验原理

无水乙醇是有机化合物制备时常用的一种试剂或溶剂。普通的工业酒精是含乙醇95.6%和含水4.4%的恒沸混合物，其沸点为78.16℃，用蒸馏或分馏的方法不能将水进一步除去。实验室制备无水乙醇的方法包括：氧化钙法、分子筛法、阳离子交换树脂脱水法。

本实验采用氧化钙法来制备无水乙醇。利用氧化钙与工业酒精中的水发生反应，生成不挥发的氢氧化钙来除去水分，再通过无水蒸馏操作制得无水乙醇。

$$CaO + H_2O = Ca(OH)_2$$

三、实验材料

1. 药品和试剂　95％乙醇溶液、生石灰、氢氧化钠固体、无水氯化钙和无水硫酸铜。

2. 仪器和材料　50 mL 圆底烧瓶 1 个、球形冷凝管 1 个、搅拌子 1 个、干燥管 1 个、蒸馏头 1 个、温度计及其套管 1 套、直形冷凝管 1 个、真空接收管 1 个、50 mL 锥形瓶 1 个、玻璃棒 1 根、50 mL 量筒 1 个、10 mL 试管 1 支、橡皮管 1 根、铁架台 1 个、铁夹 1 个、药勺 1 个、称量纸若干张、电子天平和集热式磁力搅拌仪各 1 台。

四、实验流程

将 95％乙醇溶液、生石灰、氢氧化钠加至圆底烧瓶中→搅拌回流 1 h→蒸馏→称重→无水硫酸铜检验。

五、实验操作

1. 回流加热　在 50 mL 圆底烧瓶中,加入 20 mL 95％乙醇溶液和搅拌子,慢慢放入 8 g 小颗粒状的生石灰和约 0.1 g 氢氧化钠,搅拌。再装上球形冷凝管,其上口接盛有无水氯化钙的干燥管。加热回流,速度控制在液体蒸汽浸润不超过冷凝管的两个球为宜。搅拌加热回流约 1 h。

2. 蒸馏　回流完毕,将回流装置改为蒸馏装置。将干燥的锥形瓶作接收器,真空接收管的支口接上无水氯化钙干燥管,使之与大气相通。加热蒸馏,直至几乎无液滴流出为止。蒸馏完毕,称量无水乙醇的质量。

3. 检验　蒸馏制得的无水乙醇,用无水硫酸铜检验含水量。

六、注意事项

(1) 所用的仪器需彻底干燥。

(2) 在回流操作中,烧瓶中的液体一般为烧瓶容积的 1/3～1/2,不超过 2/3 为宜。

(3) 为防止液体在加热回流时产生暴沸现象,采用磁力搅拌产生气泡。

(4) 安装冷凝管时,要使冷凝水从下口进入,上口流出,保证"逆流冷却"。对冷凝管用水时,应先通水后加热,以及先停止加热后关冷却水。

(5) 蒸馏装置的安装顺序一般由下至上和由左至右,首先从左下侧的热源开始安装。

(6) 温度计水银球的上缘应与蒸馏头支管口下缘位于同一水平线上。

(7) 生石灰与水反应生成强碱性物质并放出大量的热,在实验时必须戴乳胶手套操作,以免直接接触造成碱烧伤和高温灼伤。如果眼、皮肤等接触到生石灰,立即用大量流动清水进行冲洗,严重者应立即到医院进行治疗。

(8) 实验残渣需回收,以免污染环境。

七、思考题

(1) 无水乙醇是绝对无水吗？

(2) 为什么不能直接用蒸馏方法制备无水乙醇？

(3) 为什么本实验所用仪器均须彻底干燥？蒸馏时真空接收管为什么要装上氯化钙干燥管？

（敖桂珍）

实验四十四　苯甲酸的合成

一、实验目的

(1) 掌握用甲苯氧化法合成苯甲酸的原理及方法。

(2) 掌握电动机械搅拌操作技术。

(3) 巩固重结晶、抽滤等操作技术。

二、实验原理

氧化反应是制备羧酸的常用方法。芳香族羧酸通常用氧化含有 $\alpha\text{-}H$ 的芳香烃的方法来制备。芳香烃的苯环比较稳定，难于氧化；而苯环上的支链不论长短，在强烈氧化时，最终都将氧化成羧基。

苯甲酸的合成以甲苯为原料，采用高锰酸钾氧化，最后用盐酸中和(图 3-6)。

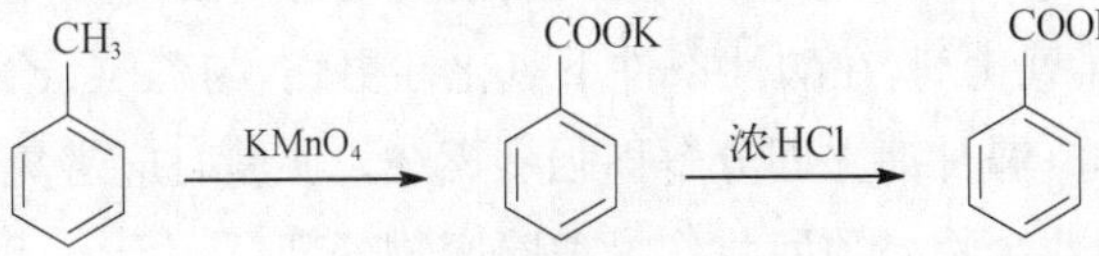

图 3-6　苯甲酸的合成反应

三、实验材料

1. 药品和试剂　甲苯、高锰酸钾、浓盐酸、亚硫酸氢钠均为分析纯，蒸馏水。

2. 仪器和材料　250 mL 三颈烧瓶、球形冷凝管、温度计及其套管、铁夹、铁架台、布氏漏斗、抽滤瓶、250 mL 烧杯、橡胶管、10 mL 和 100 mL 量筒、药勺、玻璃棒、刮刀、表面皿、滤纸、pH 试纸、称量纸、集热式磁力搅拌仪、电动搅拌器、电子天平、循水式多用真空泵、制冰机、红外线快速干燥箱和熔点测定仪。

四、实验流程

搭建加热电动搅拌装置→加入甲苯、蒸馏水和高锰酸钾至三颈烧瓶→搅拌,回流 1～2 h→趁热抽滤→水洗→合并滤液→冷却→浓盐酸酸化→抽滤→用蒸馏水重结晶→干燥→称重→测熔点。

五、实验操作

1. 苯甲酸的制备   首先放置好电动搅拌器,然后在油浴上固定 250 mL 三颈烧瓶,中间瓶口安装电动搅拌棒,一侧瓶口连接球形冷凝管,另一侧瓶口安装温度计。从连有温度计的侧口,依次加入 1.4 mL 甲苯、70 mL 蒸馏水和 4.3 g 高锰酸钾。打开电动搅拌器电源开关,在正常搅拌的时候,开始加热,直至沸腾。搅拌回流下反应,直至甲苯层几乎消失,回流液不再出现油珠,1～2 h。

将反应混合物趁热抽滤,用少量热蒸馏水洗涤滤渣二氧化锰。合并滤液和洗涤液,在冰水浴中冷却,然后用浓盐酸酸化,至苯甲酸全部析出。抽滤,用少量冷蒸馏水洗涤,挤压去水分,干燥,得到苯甲酸粗品,称重。

2. 精制   将粗品用蒸馏水进行重结晶、干燥,可得到纯净苯甲酸的无色针状晶体。称重,测定熔点。苯甲酸的熔点为 122.4℃。

六、注意事项

(1) 制备羧酸采用的方法均为比较强烈的氧化条件,而且氧化反应一般都是放热反应,所以控制反应在一定的温度下进行是非常重要的。如果反应失控不仅破坏产物,使产率降低,有时还有发生爆炸的危险。本实验采用电动机械搅拌使甲苯与高锰酸钾之间进行充分搅拌混合,并通过回流控制反应的温度。

(2) 如果滤液呈紫色,可加入少量亚硫酸氢钠使紫色褪去,重新抽滤。

(3) 高锰酸钾为强氧化剂,在酸性条件下氧化性更强,与乙醚、乙醇、硫酸、硫黄、过氧化氢等接触会发生爆炸,遇甘油立即分解而强烈燃烧。实验时应避免高锰酸钾与还原剂、易燃物质等接触,实验残余物必须回收作为危险废物处理。

(4) 高锰酸钾浓溶液或结晶对皮肤有腐蚀性,对组织有刺激性,实验操作时应在通风柜里戴乳胶手套操作。如果皮肤、眼睛接触到高锰酸钾,立即用大量流动清水冲洗至少15 min,严重者前往医院就医。

七、思考题

(1) 锰离子是五彩缤纷的。请说出不同价数锰离子的颜色。

(2) 反应完毕后,如果滤液呈紫色,为什么要加亚硫酸氢钠?

(3) 精制苯甲酸除了重结晶外,还有什么方法?

(敖桂珍)

实验四十五 乙酸丁酯的合成

一、实验目的

(1) 掌握有机酸酯的合成原理和乙酸正丁酯的合成方法。

(2) 掌握分水器的使用方法。

(3) 熟悉共沸蒸馏分水法的原理。

二、实验原理

酯化反应是一个典型的可逆平衡反应,打破平衡提高产物的产率通常采用的方法有:① 使某一种反应物过量,平衡向产物方向移动。② 及时将反应过程中的产物之一或全部分出反应体系,如移走某一产物(蒸出产物或水)。

乙酸正丁酯的制备是以乙酸和正丁醇为原料,经硫酸催化直接酯化。

$$CH_3COOH + n\text{-}C_4H_9OH \xrightarrow{H_2SO_4} CH_3COOC_4H_9\text{-}n + H_2O$$

本实验利用乙酸正丁酯、正丁醇和水可形成二元或三元恒沸物(表3-4),通过共沸蒸馏分水法,使生成的乙酸正丁酯和水以共沸物形式逸出,冷凝后通过分水器分出水层,油层则回到反应器中。另外,使原料乙酸过量。这两种方法使得反应平衡打破,乙酸正丁酯的产率提高。

表3-4 正丁醇、乙酸正丁酯和水形成的几种恒沸化合物

恒沸化合物		沸点(℃)	组成的质量分数(%)		
			乙酸正丁酯	正丁醇	水
二元	乙酸正丁酯-水	90.7	72.9		27.1
	正丁醇-水	93.0		55.5	44.5
	乙酸正丁酯-正丁醇	117.6	32.8	67.2	
三元	乙酸正丁酯-正丁醇-水	90.7	63.0	8.0	29.0

三、实验材料

1. 药品和试剂   正丁醇、冰醋酸、浓硫酸、10%碳酸钠溶液、无水硫酸镁、蒸馏水。
2. 仪器和材料   100 mL 和 50 mL 圆底烧瓶各 1 个、分水器 1 台、球形冷凝管 1 个、搅拌子 1 个、集热式磁力搅拌仪 1 台、一次性滴管 1 根、铁夹 1 个、铁架台 1 个、50 mL 量筒 1 个、滴管 1 根、100 mL 分液漏斗 1 个、50 mL 锥形瓶 1 个、玻璃漏斗 1 个、滤纸若干张、蒸馏头 1 个、温度计及其套管 1 套、直形冷凝管 1 个、真空接收管 1 根、橡皮管 1 根、循环水式多用真空泵和电子天平各 1 台。

四、实验流程

将正丁醇和冰醋酸加至圆底烧瓶→搅拌→滴加浓硫酸→装上分水器和球形冷凝管→加热回流→合并反应液和分水器中的酯层→依次用 10%碳酸钠溶液、蒸馏水洗涤→酯层用无水硫酸镁干燥→蒸馏→收集产物→称重。

五、实验操作

将干燥的 100 mL 圆底烧瓶固定在集热式磁力搅拌仪上,加入 9.2 mL 正丁醇、12 mL 冰醋酸、搅拌子,搅拌,并小心加入 3～4 滴浓硫酸,再安装分水器及球形冷凝管,并在分水器中预先加蒸馏水略低于分水器支管口。然后在油浴中搅拌加热回流,反应一段时间后把水逐渐分去,保持分水器中水层液面在原来的高度。约 40 min 后不再有水生成,表示反应完毕。停止加热,记录分出的水量。

冷却后卸下球形冷凝管,把分水器中分出的酯层和圆底烧瓶中的反应液一起倒入分液漏斗中。用 10 mL 10%碳酸钠溶液洗涤,分去水层。将酯层再用 10 mL 蒸馏水洗涤一次,分去水层。将酯层倒入锥形瓶中,加少量无水硫酸镁干燥。将干燥后的乙酸正丁酯倒入干燥的 50 mL 圆底烧瓶中,安装好蒸馏装置,在油浴中搅拌加热蒸馏,收集 124～126℃ 的馏分,称重。

六、注意事项

(1) 如果反应时温度升高过快、过高,会使得冰醋酸蒸出,与水互溶,不能回流,反应不能进行完全。

(2) 如果反应时间较短,则反应可能没有达到平衡,使产率降低。

(3) 浓硫酸除了酸性外,还具有很强的脱水性(腐蚀性)和氧化性。蔗糖、木屑、纸屑和棉花等物质中的有机物,被脱水后炭化,并会产生二氧化硫,故实验一定要在通风良好的情况下进行,否则有一定危险。

(4) 由于浓硫酸具有很强的腐蚀性。若实验时不小心溅到皮肤,应立即用大量水冲洗,然后涂上 3%～5% 的碳酸氢钠溶液,严重时应立即送往医院。

七、思考题

(1)"水能载舟亦能覆舟",试解释本实验反应原理和分水器的使用。

(2)本实验是根据什么原理来提高乙酸正丁酯的产率的?

(3)反应完全时能分出多少水?

(敖桂珍)

实验四十六　对硝基-α-溴代苯乙酮的合成

一、实验目的

(1)掌握溴化反应及其反应原理。

(2)掌握溴化反应的基本操作。

二、实验原理

α-溴代苯乙酮类化合物是合成很多医药、农药的重要中间体。溴化试剂较多,用溴直接溴化,反应简单快速,操作简便,产率较高。

本实验通过对硝基苯乙酮与溴反应,制备氯霉素的中间体对硝基-α-溴代苯乙酮(图3-7)。

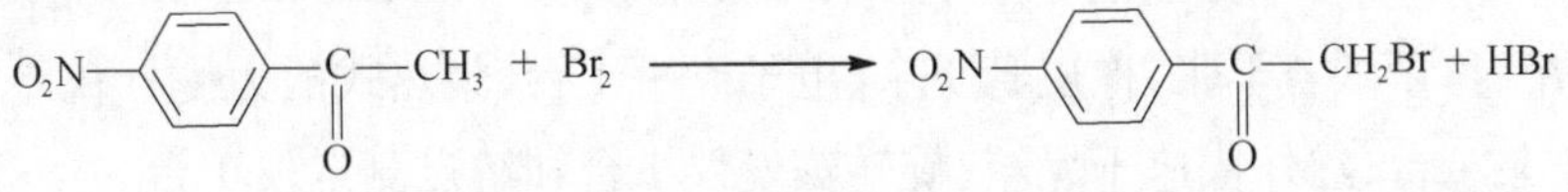

$$O_2N-\!\!\!\!\bigcirc\!\!\!\!-\overset{\displaystyle \text{C}-\text{CH}_3}{\underset{\displaystyle \text{O}}{|}} + Br_2 \longrightarrow O_2N-\!\!\!\!\bigcirc\!\!\!\!-\overset{\displaystyle \text{C}-\text{CH}_2\text{Br}}{\underset{\displaystyle \text{O}}{|}} + HBr$$

(1)　　　　　　　　　　　　　　　(2)

图3-7　对硝基-α-溴代苯乙酮的合成反应

该溴化反应为离子型反应。首先,对硝基苯乙酮在酸性条件下形成烯醇式。然后溴对烯醇式的双键进行加成,再脱去1 mol溴化氢,得到所需的产物对硝基-α-溴代苯乙酮(图3-8)。

如果局部溴过多,则进一步反应产生副产物二溴化物。它不能进行制备氯霉素的下一步反应[德尔宾反应(Delépine reaction)],即溴化物与六次甲基四胺反应生成伯胺盐。经研究发现二溴化物在溴化氢的催化下能与对硝基苯乙酮进行反应,生成2 mol的所需产物对硝基-α-溴代苯乙酮(图3-9)。

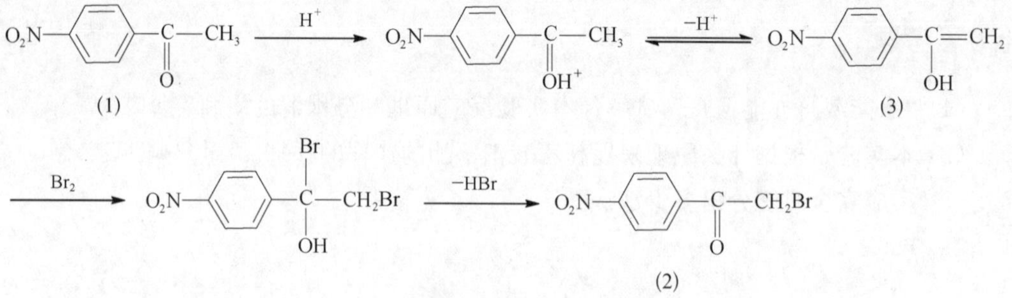

图 3-8　对硝基-α-溴代苯乙酮的合成反应

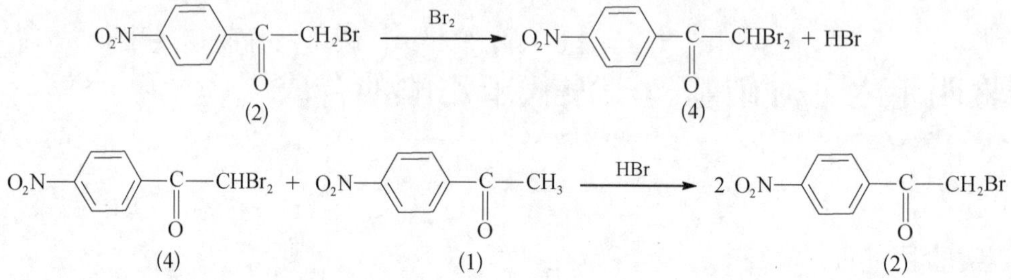

图 3-9　对硝基-α-溴代苯乙酮的合成反应

三、实验材料

1. 药品和试剂　对硝基苯乙酮、溴、氯苯、无水硫酸钠、5%氢氧化钠溶液和饱和食盐水。

2. 仪器和材料　250 mL 三颈烧瓶 1 个、恒压滴液漏斗 1 个、温度计及其套管 1 套、球形冷凝管 1 个、搅拌子 1 个、量筒 1 个、弯型抽气接头 1 个、玻璃漏斗 1 个、250 mL 烧杯 1 个、表面皿 1 个、250 mL 分液漏斗 1 个、250 mL 锥形瓶 1 个、250 mL 茄形瓶 1 个、刮刀 1 个、药勺 1 个、称量纸若干张、橡皮管 1 个、电子天平 1 台、集热式磁力搅拌仪 1 台、循环水式多用真空泵 1 台、红外快速干燥箱、旋转蒸发仪 1 台和熔点测定仪 1 台。

四、实验流程

搭建加热搅拌装置→在 250 mL 三颈烧瓶中加入对硝基苯乙酮和氯苯→25～28℃搅拌下滴加溴→滴毕,恒温搅拌 1.5 h→将反应液依次用 5%氢氧化钠溶液、饱和食盐水、冰水洗涤→无水硫酸钠干燥→旋转蒸发仪旋干溶剂→干燥→称重→测熔点。

五、实验操作

1. 溴化反应　将 250 mL 三颈烧瓶固定在磁力搅拌仪上,三口分别装上温度计、球形冷凝管和恒压滴液漏斗,球形冷凝管口上端装有气体吸收装置。将 10 g 对硝基苯乙酮、

75 mL氯苯、搅拌子加至250 mL三颈烧瓶中,在25~28℃搅拌使溶解。从恒压滴液漏斗中滴加溴9.7 g。首先滴加溴2~3滴,反应液即呈棕红色,10 min内褪色成橙色,表示反应开始。继续滴加剩余的溴,1~1.5 h加完。继续搅拌1.5 h,反应温度保持在25~28℃。反应完毕,用循环水式多用真空泵减压抽去溴化氢约30 min,得到对硝基-α-溴代苯乙酮氯苯溶液,可直接进行氯霉素制备的下一步反应。

2. 对硝基-α-溴代苯乙酮固体　若要得到对硝基-α-溴代苯乙酮固体,将反应液倒入分液漏斗,依次用5 mL 5%氢氧化钠溶液、饱和食盐水、冰水洗涤,无水硫酸钠干燥,抽滤。滤液倾入茄形瓶中,用旋转蒸发仪蒸去溶剂,即可得产物。将所得的产物干燥,称重,测熔点。

六、注意事项

(1) 冷凝管口上端装有气体吸收装置,用5%氢氧化钠溶液来吸收反应中生成的溴化氢,避免污染环境。

(2) 所用的仪器应干燥,试剂均需无水。因为少量水分将使反应诱导期延长,较多水分甚至导致反应不能进行。

(3) 在溴刚开始滴加时,反应速度较慢。若滴加溴后较长时间不反应,可适当提高温度,但不能超过50℃,当反应开始时要立即降低到规定温度。

(4) 从溴颜色退去的速度可以看出,随着反应的进行,反应速度加快。如果滴加溴的速度太快及反应温度过高,不仅使溴积累易逸出且还导致二溴物的生成。

(5) 溴对皮肤、黏膜有强烈刺激作用和腐蚀作用,实验时须在通风柜里戴乳胶手套操作。

(6) 如果皮肤接触到溴,用流动清水冲洗10 min或用2%碳酸氢钠溶液冲洗。若有灼伤,立即就医治疗。

七、思考题

(1) H^+诱导溴化反应的原理是什么?

(2) 溴化反应开始时有一段诱导期,使用溴化反应原理说明原因? 操作上如何缩短诱导期?

(3) 本溴化反应不能遇铁,铁的存在对反应有何影响?

(敖桂珍)

实验四十七　丙戊酸钠的合成

一、实验目的

(1) 掌握烷基化反应、水解反应等有机反应原理及其实验操作。

(2) 熟悉通过精馏纯化化合物的方法。

(3) 熟悉以丙二酸二乙酯为反应原料制备丙戊酸钠的合成方法。

二、实验原理

丙戊酸钠是一种广谱的抗癫痫药物,对各种癫痫都有不同程度的疗效,尤其对小发作的作用最好。因此,丙戊酸钠属于临床上常见的抗癫痫药物。此外,丙戊酸钠对于惊厥也有一定的作用。

以丙二酸二乙酯为原料,与正丙基溴发生烷基化反应得到二丙基丙二酸二乙酯,然后经过水解反应得到二丙基丙二酸,脱羧得到 2 -丙基戊酸,最后经氢氧化钠处理得到丙戊酸钠(图 3 -10)。

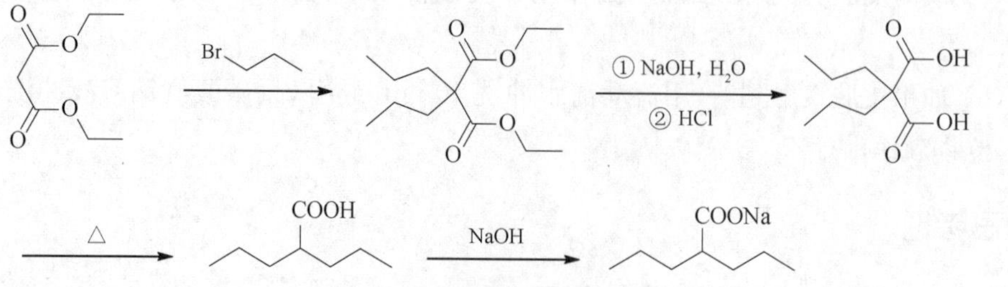

图 3 - 10　丙戊酸钠的合成反应

三、实验材料

1. 药品和试剂　正丙基溴、丙二酸二乙酯、乙醇钠的乙醇溶液、无水乙醇、40%和30%氢氧化钠溶液、浓盐酸、乙醚、乙酸乙酯、蒸馏水。

2. 仪器和材料　250 mL 双颈烧瓶 1 个、100 mL 三颈烧瓶 1 个、100 mL 和 500 mL 圆底烧瓶各 1 个、A200 磁力搅拌子 2 个、恒温磁力搅拌器 1 台、油浴锅 1 个、直形和球形冷凝管各 1 个、量程 200℃ 的温度计 1 支、温度计套管 1 个、旋转蒸发仪 1 台、循环式真空泵 1 台、布氏漏斗 1 个、250 mL 抽油瓶 1 个、250 mL 锥形瓶 2 个、50 mL 滴液漏斗 1 个、250 mL 分液漏斗 1 个、250 mL 玻璃杯 2 个、玻璃棒 1 根、电子天平 1 台、100 mL 量筒 1 个、红外烘箱 1 台、水管 2 根、铁架台 2 个、十字夹 2 个、烧瓶夹 2 个、铁圈 1 个、不锈钢药勺 1 个,以及滴管、pH 试纸、定性滤纸、称量纸、翻口橡胶塞、减压蒸馏装置(参考实验四十二)。

四、实验流程

1. 二丙基丙二酸二乙酯的合成　向三颈烧瓶中加入乙醇钠的乙醇溶液→加热至 60℃→加入丙二酸二乙酯→搅拌→加热升至 70℃→滴入正丙基溴→加热至 80℃回流反应→冷却→抽滤,取滤液(二丙基丙二酸二乙酯的乙醇溶液)。

2. 二丙基丙二酸的合成　向三颈烧瓶中加入二丙基丙二酸二乙酯的乙醇溶液→加入氢氧化钠溶液→加热至 80℃回流反应→浓缩乙醇→残留液用乙醚洗涤,取下层→将下层溶液用浓盐酸酸化→静置,抽滤→干燥得二丙基丙二酸固体。

3. 丙戊酸的合成　向三颈瓶中加入二丙基丙二酸固体→加热至全部熔化→冷却→减压蒸馏→收集馏分(丙戊酸)。

4. 丙戊酸钠的合成和精制　向烧瓶中加入丙戊酸→滴加氢氧化钠溶液→调节 pH 至 8~9→浓缩→丙戊酸钠粗品→加入乙酸乙酯→加热搅拌至 80℃至固体溶解→冷却至室温→析晶→抽滤→收集滤饼→干燥至恒重→称重,计算产率。

五、实验操作

1. 二丙基丙二酸二乙酯的合成　在一个插有温度计和滴液漏斗的 250 mL 双颈烧瓶中加入磁力搅拌子和 120 mL 乙醇钠的乙醇溶液,加热到 60℃,搅拌下加入 20 mL 丙二酸二乙酯,搅拌 10 min。加热升至 70℃,打开滴液漏斗缓慢滴入 30 mL 正丙基溴。滴加时注意温度计变化,调整滴加速度,尽量保持恒温。滴完后,加热至 80℃回流 4 h。

反应结束后,将反应液冷却,抽滤除去滤饼,得到二丙基丙二酸二乙酯的乙醇滤液(由于下一步溶剂也是乙醇,因此无须浓缩乙醇,可直接用于下一步反应)。

2. 二丙基丙二酸的合成　将上一步的二丙基丙二酸二乙酯的乙醇溶液加入带磁力搅拌子的 500 mL 圆底烧瓶中,搅拌加入 40%氢氧化钠溶液 100 g,升温至 80℃回流反应 5 h。

使用旋转蒸发仪除去反应溶剂乙醇后,向剩余反应液中加入乙醚萃取洗涤两次。回收下层水溶液,将其用浓盐酸酸化至 pH 为 1。静置,析出白色固体,抽滤,干燥,得二丙基丙二酸。

3. 丙戊酸的合成　在装有温度计和回流冷凝管的 100 mL 三颈烧瓶中加入上一步制得的二丙基丙二酸和磁力搅拌子,加热至内温 180℃,搅拌 3 h 左右至反应物全部熔化,无 CO_2 气体逸出时,停止加热。

冷却,减压蒸馏,收集 112~114℃(1.06 kPa)的馏分,得无色透明的液体丙戊酸。

4. 丙戊酸钠的合成和精制　将丙戊酸置于 100 mL 圆底(单口)烧瓶中,边搅拌边用滴管滴加 30% 氢氧化钠溶液至 pH 为 8~9,注意不得有沉淀出现,旋转蒸发仪浓缩后得到丙戊酸钠粗品。

向粗品中加入乙酸乙酯,加热搅拌至 80℃ 回流,待固体完全溶解后,慢慢冷却至室温、静置析出晶体、抽滤,滤饼干燥至恒重,得丙戊酸钠纯品。

六、注意事项

(1) 在烷基化反应中,如果正丙基溴和乙醇钠投料顺序颠倒,正丙基溴就会与乙醇钠发生副反应,生成醚影响烷基化反应正常进行。因此需要先加乙醇钠,与丙二酸二乙酯反应生成钠盐后,再加入正丙基溴,从而可以减少醚的生成。

(2) 在脱羧反应时,温度计要测量的是反应物内部温度,这样会防止受热不均而使反应不完全,同时应控制反应温度尽量减少副产物的生成。

七、思考题

(1) 在实验过程中,为何要用乙醚进行萃取?

(2) 在化学实验中,有同学往往不重视反应物的加料顺序和加料时间,造成反应失败甚至引发危险,而逆向思考会让我们豁然开朗。请以本实验为例,分析加料顺序对反应的影响? 如在合成二丙基丙二酸二乙酯的过程中,能否颠倒正丙基溴和乙醇钠投料顺序,如颠倒有何后果?

(叶　娜)

实验四十八　依达拉奉的合成

一、实验目的

(1) 掌握依达拉奉的合成原理和方法。
(2) 掌握旋转蒸发仪的使用方法。

二、实验原理

依达拉奉是一种自由基清除剂,可抑制脂质过氧化,从而抑制脑细胞、血管内皮细胞和神经细胞的氧化损伤。依达拉奉在临床上用于改善脑卒中急性期出现的神经症状和日常生活的动作及功能障碍。

本实验中依达拉奉的合成是通过苯肼与乙酰乙酸乙酯进行缩合成环而成(图 3-11)。

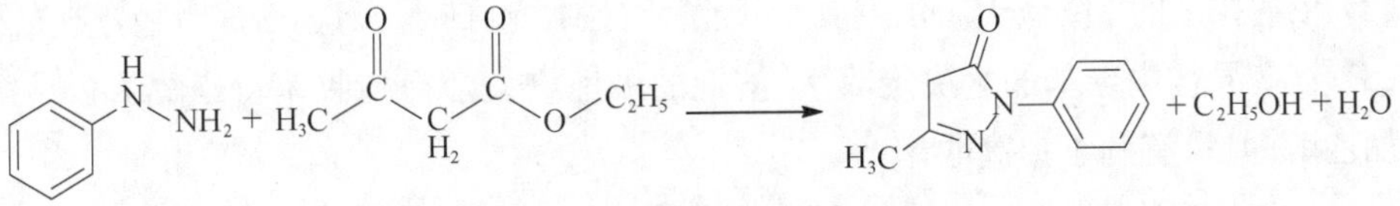

图 3-11 依达拉奉的合成反应

缩合反应是两个或两个以上有机分子相互作用后以共价键结合成一个大分子,并常伴有失去小分子(如水、氯化氢、醇等)的反应。在多官能团化合物分子内部发生的类似反应则称为分子内缩合反应。缩合反应在有机化学,特别是有机合成中应用很广。

三、实验材料

1. 药品和试剂 无水乙醇、苯肼、乙酰乙酸乙酯、乙酸乙酯和乙醇。

2. 仪器和材料 250 mL 三颈烧瓶 1 个、温度计及其套管 1 套、搅拌子 1 个、球形冷凝管 1 个、100 mL 量筒 1 个、恒压滴液漏斗 1 个、250 mL 茄形瓶 1 个、100 mL 茄形瓶 1 个、抽滤瓶 1 个、橡皮管 1 个、布氏漏斗 1 个、刮刀 1 个、表面皿 1 个、铁夹 1 个、铁架台 1 个、熔点毛细管 1 根、滤纸 1 张、称量纸 1 张、电子天平 1 台、集热式磁力搅拌仪 1 台、旋转蒸发仪 1 台、循环水式多用真空泵 1 台、干燥箱 1 台和熔点测定仪 1 台。

四、实验流程

搭建加热回流搅拌装置→往三颈烧瓶中加入乙醇、苯肼→搅拌→加热至50℃→滴加乙酰乙酸乙酯→搅拌、回流 5 h→旋转蒸发仪蒸去部分乙醇→冷却至室温→析晶→抽滤→重结晶→干燥→称重→测熔点。

五、实验操作

1. 依达拉奉的制备 将 250 mL 三颈烧瓶固定在集热式磁力搅拌仪中,装上温度计及其套管、球形冷凝管、搅拌子、磨口空心塞。将 100 mL 乙醇、27 g 苯肼加至三颈烧瓶中,搅拌。水浴加热至50℃时,用恒压滴液漏斗滴加 32.5 g 乙酰乙酸乙酯。升温至回流,回流搅拌反应 5 h 后停止加热。反应毕,反应液倾入 250 mL 茄形瓶中,用旋转蒸发仪蒸去部分乙醇。浓缩的反应液冷却至室温,析出晶体,抽滤压干,得到淡黄色的粗品。

2. 精制 每 2.0 g 粗品加入 5.0 mL 乙酸乙酯:乙醇(2:1)混合液,重结晶加热回流溶解后,冷却至室温,析晶,抽滤,晶体用少量乙酸乙酯洗涤,压干。将所得的白色结晶性粉状固体依达拉奉在60℃干燥、称重、测熔点。

六、注意事项

(1) 依达拉奉的合成反应有水的生成,为了使反应平衡向产物方向移动,需要无水操作。所有的玻璃仪器须干燥,乙醇为无水乙醇。

（2）依达拉奉的4位易于氧化生成4-羟基化合物,光可催化反应,合成时最好避光反应。

（3）互变异构中羰基的量决定收率,溶剂的极性增大会提高收率。乙醇为极性溶剂,故增加乙醇的量,有利于提高收率。

（4）乙醇是产物之一,且依达拉奉在乙醇中有一定的溶解度。如果在反应过程中控温蒸出含水乙醇,可提高产率;且浓缩的反应液在冷却时容易析晶。

（5）反应结束后,如果冷却时没有析晶,可能是乙醇较多,不要直接倒掉反应液。可以蒸去部分乙醇,或者采用摩擦生晶的方法产生晶种。

（6）在蒸去乙醇时,溶剂不能完全蒸干。利用少量极性大的杂质易溶于乙醇,可以在析晶后通过抽滤方法除去。

（7）苯肼属于中等毒类物质,有溶血作用,可以通过吸入、食入和经皮吸收侵入。实验时须戴乳胶手套在通风柜中操作。

七、思考题

（1）依达拉奉——无怨无悔的"清道夫",请写出依达拉奉的药效团。

（2）成环反应为什么要求无水操作?

（3）影响成环反应收率的主要因素是什么?

（教桂珍）

实验四十九 对乙酰氨基酚的合成

一、实验目的

（1）掌握对乙酰氨基酚合成的原理和方法。

（2）掌握脱色、重结晶的操作方法。

（3）巩固加热搅拌及回流的操作方法。

二、实验原理

对乙酰氨基酚是一种常用的解热镇痛药。本实验利用醋酐可选择性地与对氨基苯酚的氨基发生酰化反应生成对乙酰氨基酚。利用对乙酰氨基酚在冷热水中溶解度的差异,用水重结晶方法进行纯化。

合成对乙酰氨基酚的化学反应式如图3-12。

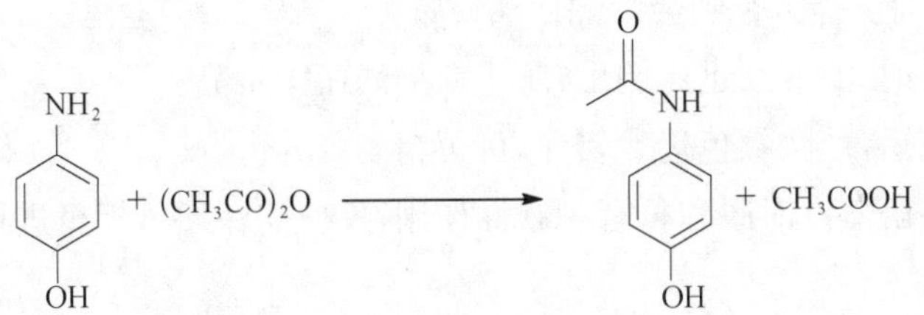

图 3-12 对乙酰氨基酚的合成反应

三、实验材料

1. 药品和试剂　对氨基苯酚、乙酸酐、活性炭、亚硫酸氢钠饱和溶液和蒸馏水。

2. 仪器和材料　100 mL 圆底烧瓶 1 个、搅拌子 1 个、球形冷凝管 1 个、50 mL 和 10 mL 量筒各 1 个、抽滤瓶 1 个、布氏漏斗 1 个、一次性滴管 1 根、100 mL 烧杯 1 个、刮刀 1 个、表面皿 1 个、橡皮管 1 根、铁夹 1 个、铁架台 1 个、熔点毛细管 1 个、滤纸若干张、药勺 1 个、称量纸若干张、电子天平 1 台、集热式磁力搅拌仪 1 台、循环水式多用真空泵 1 台、红外快速干燥箱 1 台和熔点测定仪 1 台。

四、实验流程

将圆底烧瓶固定于集热式磁力搅拌仪→加入蒸馏水、对氨基苯酚→搅拌→加入乙酸酐→装上球形冷凝管→70℃搅拌反应 30 min→冷却→析晶→抽滤→滤渣用蒸馏水重结晶、活性炭脱色→趁热抽滤→滤液析晶→抽滤→精品→干燥→称重→测熔点。

五、实验操作

1. 对乙酰氨基酚的制备　将 100 mL 圆底烧瓶固定在集热式磁力搅拌仪上,加入 20 mL 蒸馏水、8 g 对氨基苯酚、搅拌子,搅拌,再加入 7 mL 乙酸酐,装上球形冷凝管,于 70℃搅拌反应 30 min。冷却至室温,有大量固体析出。抽滤,滤饼分别用 5 mL 冷蒸馏水洗涤两次,抽干,称重,得黄褐色对乙酰氨基酚固体粗品。

2. 精制　每克固体粗品用蒸馏水 5 mL,放置 100 mL 圆底烧瓶中,固定于集热式磁力搅拌仪上,装上球形冷凝管,于 100℃水浴锅中搅拌加热,使之溶解。稍微冷却,加入 1 g 活性炭,煮沸 10 min。向抽滤瓶中加入 5 滴亚硫酸氢钠饱和溶液,趁热抽滤,转出滤液至烧杯中,放冷至析晶完全,抽滤,固体用 2.5 mL 蒸馏水洗涤两次,抽干,得白色或类白色晶体。若为淡黄色晶体,应再次进行脱色及重结晶操作。在红外快速干燥箱中干燥至恒重。称重,测熔点。

六、注意事项

(1) 趁热过滤前,布氏漏斗和抽滤瓶应该预热充分,以防结晶阻塞。

(2) 趁热过滤时,在抽滤瓶中加入亚硫酸氢钠饱和溶液,可防止对乙酰氨基酚被空气氧化。但其浓度不宜过高,否则会影响产品质量。

(3) 趁热过滤时,滤液须迅速倒出,防止在抽滤瓶中析晶。

(4) 如果精制后,产物颜色仍然较深,可再精制。

(5) 由于乙酸酐蒸汽对眼和鼻有刺激性作用,反应需在通风柜里进行。

七、思考题

(1) 从量变到质变,过量地服用对乙酰氨基酚会造成肝损伤,为什么?

(2) 酰化反应为何选用乙酸酐而不用醋酸作酰化剂?

(3) 在实验过程中,加入亚硫酸氢钠的作用是什么?

(敖桂珍)

实验五十　磺胺类药物的特征反应

一、实验目的

(1) 掌握磺胺类药物的特征鉴别反应。

(2) 熟悉磺胺类药物的特征结构。

二、实验原理

磺胺类药物的特征官能团有芳伯胺基和磺酰基,其中芳伯胺可以发生重氮化偶联反应;磺酰基因其氮呈弱酸性,故可与铜等金属离子反应产生不同颜色的沉淀。因此,磺胺类药物的特征鉴别反应常有两类,一类是重氮化偶联反应,另一类是金属离子沉淀反应。

1. 重氮化偶联反应　反应过程见图 3-13。

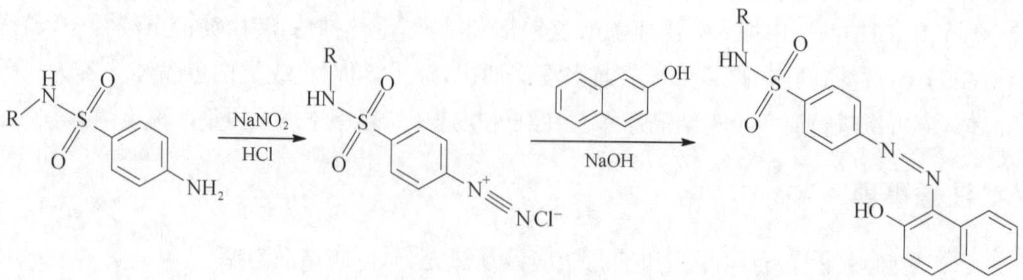

图 3-13　重氮化偶联反应

2. 金属离子沉淀反应 反应过程见图 3-14。

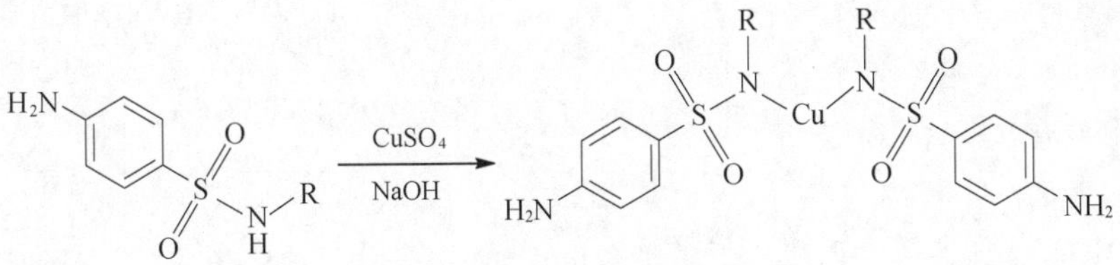

图 3-14 金属离子沉淀反应

三、实验材料

1. 药品和试剂 磺胺噻唑、氢氧化钠(4 mol/L 溶液)、亚硝酸钠、硫酸铜(0.5 mol/L 溶液)、盐酸(4 mol/L 溶液)、碱性 β-萘酚试液、蒸馏水。

2. 仪器和材料 电子天平 1 台、15 mL 试管 3 支、试管夹 1 个、试管架 1 个、10 mL 量筒 1 个,以及滴管、称重纸。

四、实验流程图

1. 芳伯胺重氮化偶联反应 称取磺胺噻唑→滴入盐酸→加入亚硝酸钠溶液→滴入碱性 β-萘酚试液→观察现象。

2. 铜离子沉淀反应 称取磺胺噻唑→滴入氢氧化钠溶液→加入硫酸铜溶液→观察现象。

五、实验操作

1. 芳伯胺的检测——重氮化偶联反应 称量 50 mg 磺胺噻唑加入至长试管中,室温下滴入 4 mol/L 盐酸溶液 1 mL,振荡至磺胺噻唑完全溶解。另称取 20 mg 亚硝酸钠用 1 mL 水溶解,随后将此溶液滴入长试管中不停振荡,接着将碱性 β-萘酚试液滴入试管,并振荡,有猩红色沉淀生成。

2. 磺酰基的检测——铜离子沉淀反应 称量 50 mg 磺胺噻唑加入长试管中,滴入 2 mL 4 mol/L 氢氧化钠溶液,振荡至磺胺噻唑全部溶解。加入 0.5 mol/L 硫酸铜溶液有绿色沉淀生成。

六、注意事项

(1) 重氮化偶联反应前,磺胺噻唑要先完全溶解。

(2) 重氮盐在常温中会快速分解,在制成重氮盐后需快速进行下一步操作。

七、思考题

(1) 鉴别假劣药品是药品监督管理的一项重要工作,请简述如何快速鉴别磺胺类药物?

(2) 如何安全进行重氮化偶联反应?

(叶 娜)

实验五十一 托烷类生物碱、芳香伯胺类、丙二酰脲类药物的一般鉴别

一、实验目的

(1) 掌握托烷类生物碱、芳香伯胺类化合物、丙二酰脲类化合物的特征基团。

(2) 掌握托烷类生物碱、芳香伯胺类化合物、丙二酰脲类化合物的一般鉴别方法。

二、实验原理

1. 托烷类生物碱鉴别 莨菪酸经发烟硝酸加热先生成三硝基衍生物,之后加入醇溶液和氢氧化钾固体,则转变为紫色的醌类化合物,即 Vitali 反应。因托烷生物碱类的结构中均含有莨菪酸,因此该类化合物可以用 Vitali 反应鉴别(图 3-15)。

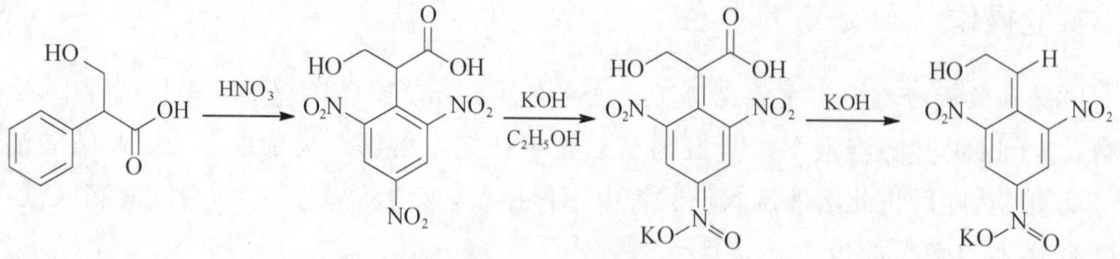

图 3-15 托烷类生物碱的 Vitali 反应

2. 芳伯胺类化合物的鉴别 芳伯胺类化合物在盐酸条件下,可以与亚硝酸钠反应生成重氮盐,生成的重氮盐接着可与碱性 β-萘酚反应,生成有色的偶氮化合物沉淀(图 3-16)。

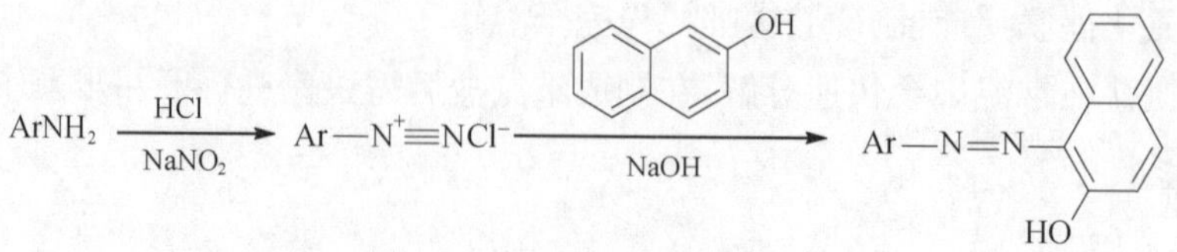

图 3-16 芳伯胺类的偶氮反应

3. 丙二酰脲类化合物的鉴别　丙二酰脲类化合物在碳酸钠溶液中与硝酸银试液反应，先生成可溶性的一银盐，再与过量硝酸银作用，生成不溶性的二银盐白色沉淀(图 3-17)。

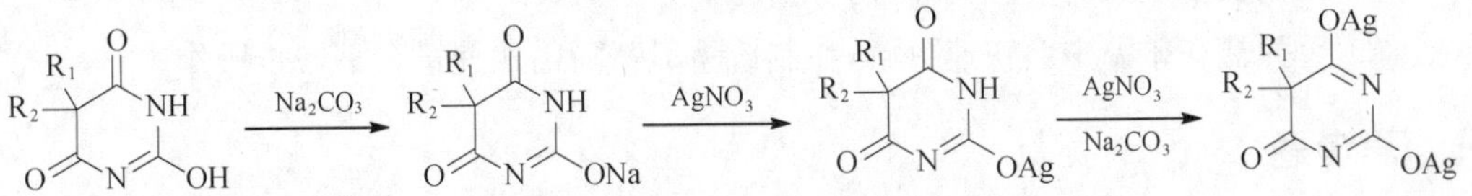

图 3-17　丙二酰脲类的硝酸银反应

三、实验材料

1. 药品和试剂　硫酸阿托品、盐酸普鲁卡因、巴比妥、发烟硝酸、乙醇、氢氧化钾的乙醇溶液、盐酸(4 mol/L 溶液)、亚硝酸钠、碱性 β-萘酚试液、碳酸钠溶液(0.1 g/L 溶液)、硝酸银试液(0.1 mol/L)、蒸馏水。

2. 仪器和材料　电子天平 1 台、15 mL 长试管 5 支、试管夹 1 个、试管架 1 个、10 mL 量筒 1 个、恒温油浴锅 1 个及滴管、称量纸。

四、实验流程

(1) 托烷类生物碱的一般鉴别：称取硫酸阿托品→加入发烟硝酸，蒸干→滴入乙醇湿润→滴入氢氧化钾的乙醇溶液→观察现象。

(2) 芳伯胺类化合物一般鉴别：称取盐酸普鲁卡因→滴入盐酸→加入亚硝酸钠溶液→滴入碱性 β-萘酚试液→观察现象。

(3) 丙二酰脲类化合物的一般鉴别：称取巴比妥→加入碳酸钠试液振荡→取上清液→加入硝酸银试液→观察现象→继续加入硝酸银试液→再次观察现象。

五、实验操作

1. 托烷类生物碱的一般鉴别　称取 20 mg 硫酸阿托品加入长试管中，滴入 10 滴发烟硝酸，置于油浴锅 130℃上蒸干，得黄色残渣。冷却后向试管中滴入 5~6 滴乙醇湿润，随后滴入 5~6 滴氢氧化钾的乙醇溶液，振荡，初显深紫色，后转暗红色，最后颜色消失。

2. 芳伯胺类化合物一般鉴别　称取 50 mg 盐酸普鲁卡因加入长试管中。室温下滴入 4 mol/L 盐酸溶液 2 mL，振荡至完全溶解。将 29 mg 亚硝酸钠用 2 mL 水溶解，随后将此溶液滴入试管中，振荡，接着向试管中滴加碱性 β-萘酚试液 3~5 滴，呈猩红色沉淀。

3. 丙二酰脲类化合物的一般鉴别　称取 100 mg 巴比妥加入长试管中。室温下向试管中加入 10 mL 0.1 g/mL 碳酸钠溶液，振荡至巴比妥完全溶解。取 2 mL 清液置于另一试管中，向试管中滴入 2~3 滴 0.1 mol/L 的硝酸银试液，出现白色沉淀，振荡后沉淀溶解，之后继续向试管中滴加硝酸银试液，振荡后沉淀不再溶解。

六、注意事项

(1) 使用发烟硝酸时,注意做好防护措施。

(2) 重氮盐在常温中会快速分解,在制成重氮盐后需快速进行下一步操作。

七、思考题

(1) 简述托烷类生物碱、芳伯胺类化合物及丙二酰脲类化合物的一般鉴别方法和原理。

(2) 安全无小事,防患于未然,自始至终化学实验安全一直是大学生素质教育的重要组成部分。简述上述操作中需要防范的试剂及其使用注意事项。

(叶　娜)

实验五十二　药物的水解变质反应

一、实验目的

(1) 掌握影响药物水解变质反应的外界因素。

(2) 掌握防止药物水解变质反应的常用方法。

(3) 了解药物结构与水解变质反应的关系及原理。

二、实验原理

1. 盐酸普鲁卡因的水解　盐酸普鲁卡因干燥品稳定,但随温度升高、pH 增大,水解加快。其水解时酯键发生断裂,水解产物是二乙胺基乙醇,其蒸汽会使红色石蕊试纸变蓝。

2. 青霉素钠的水解　青霉素钠干燥品稳定,水溶液室温下久置即水解。其水解时发生分子内重排,生成青霉二酸的白色沉淀。

3. 尼可刹米的水解　尼可刹米干燥品和水溶液均稳定,但不耐强碱。尼可刹米水解时酰胺键发生断裂,水解产物为二乙胺和烟酸。

三、实验材料

1. 药品和试剂　盐酸普鲁卡因粉末、青霉素钠粉末、尼可刹米溶液、10%氢氧化钠溶液、稀盐酸、蒸馏水。

2. 仪器和材料　电子天平 1 台、水浴锅 1 个、15 mm×150 mm 试管 6 支、试管架 1 个、试管夹 1 个、5 mL 一次性滴管 10 根、镊子 1 把、石蕊试纸 1 盒。

四、实验流程图

1. 盐酸普鲁卡因的水解

(1) 水溶解盐酸普鲁卡因→覆盖湿润红色石蕊试纸,加热→观察现象。

(2) 用氢氧化钠溶液溶解盐酸普鲁卡因→覆盖湿润红色石蕊试纸,加热→观察现象。

2. 青霉素钠的水解

(1) 水溶解青霉素钠→观察现象。

(2) 水溶解青霉素钠→观察现象→加稀盐酸→观察现象。

3. 尼可刹米的水解

(1) 水溶解尼可刹米→覆盖湿润红色石蕊试纸,加热→观察现象。

(2) 用氢氧化钠溶液溶解尼可刹米→覆盖湿润红色石蕊试纸,加热→观察现象。

五、实验操作

1. 盐酸普鲁卡因的水解

(1) 取约 0.1 g 盐酸普鲁卡因于 10 mL 试管中,加蒸馏水 3 mL 溶解。于试管口处覆盖湿润红色石蕊试纸。将试管放于水浴锅中沸水浴,观察试纸颜色变化并记录。

(2) 取约 0.1 g 盐酸普鲁卡因于 10 mL 试管中,加蒸馏水 3 mL 溶解。再加入 1 mL 10%氢氧化钠溶液。于试管口处覆盖湿润红色石蕊试纸。将试管放于水浴锅中沸水浴,观察实验现象并记录。

2. 青霉素钠的水解

(1) 取青霉素钠约 0.1 g 于 10 mL 试管中,加蒸馏水 5 mL 溶解,观察是否有白色沉淀。放置 2 h,再次观察是否有白色沉淀。

(2) 取青霉素钠约 0.1 g 于 10 mL 试管中,加蒸馏水 5 mL 溶解,再加稀盐酸 2 滴,观察是否有白色沉淀。

3. 尼可刹米的水解

(1) 取尼可刹米 10 滴于 10 mL 试管中,加水 3 mL,于试管口处覆盖湿润红色石蕊试纸。将试管放于水浴锅中沸水浴,观察实验现象并记录。

(2) 取尼可刹米 10 滴于 10 mL 试管中,加 10%氢氧化钠溶液 3 mL,于试管口处覆盖湿润红色石蕊试纸。将试管放于水浴锅中沸水浴,观察实验现象并记录。

六、注意事项

实验中,各种药品在试剂相同,但反应条件不同时,结果也会不同。因此对取用药物的质量、时间、温度、空气、光线等条件,实验中均应注意要一致。

七、思考题

(1)哪些结构类型的药物在一定条件下容易发生水解反应?

(2)影响药物水解变质的内因有哪些?

(3)影响药物水解变质的外因有哪些?

(张秀莉)

实验五十三　对氨基水杨酸钠的稳定性试验

一、实验目的

(1)掌握影响药物水解变质反应的外界因素。

(2)掌握对氨基水杨酸钠稳定性试验方法。

(3)认识药物制备、贮存中采取防止药物氧化变质措施的重要性。

二、实验原理

有些药物具有还原性,暴露于日光、受热或空气中的氧,能被氧化而变质。其药物颜色随放置时间延长而加深。氧化剂、微量重金属离子的存在可加速、催化氧化反应的进行。加入少量抗氧剂、金属络合剂,可消除氧化反应的发生或减慢反应速率。

对氨基水杨酸钠氧化反应(图 3-18):

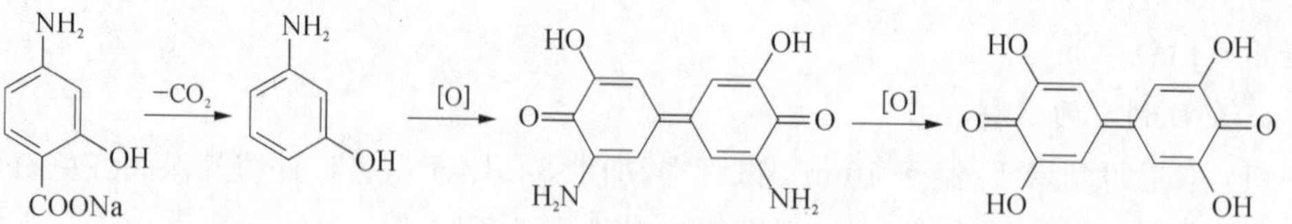

图 3-18　对氨基水杨酸钠氧化反应

对氨基水杨酸钠盐水溶液很不稳定,易被氧化成红棕色的二苯类醌化合物。光、热、铜离子均加速该氧化反应,抗氧化剂和络合剂可以延缓该氧化。

氧化产物的最大吸收波长为 440 nm,其含量可用分光光度计测定。

三、实验材料

1. 药品和试剂　对氨基水杨酸钠溶液(0.025％)、双氧水(10 mL→50 mL)、焦亚硫钠试液(10 g,30 mL)、Cu^{2+} 试液(2 mg,10 mL)、EDTA 试液(10 mg,10 mL)、蒸馏水。

2. 仪器和材料　石英比色皿 1 盒、纸巾 1 包、水浴锅 1 个、分光光度计 1 台、15 mm×156 mm 试管 5 支及试管架 1 个、25 mL 量筒 1 个。

四、实验流程

试管编号→加入样品→统一刻度→水浴加热→测透光率→比较结果。

五、实验操作

(1) 实验前打开水浴锅,调节温度至 80～90℃预热。

(2) 取 5 支干净的试管,编号 1～5,各加入 0.025％ 对氨基水杨酸钠溶液 10 mL。

(3) 除 1 号试管外,各试管分别加入双氧水 12 滴、焦亚硫酸钠试液 20 滴、Cu^{2+} 试液 6 滴和 EDTA 试液 20 滴。

(4) 各试管用蒸馏水稀释至一致刻度。将所有试管同时置入 80～90℃水浴中,记录置入时间,维持此温度,30 min 后取样,观察试管中液体颜色变化,放置至室温。

(5) 用分光光度计在 440 nm 处测定各样品的透光率:

1) 打开分光光度计电源,待仪器预热和自检,完成后进入检测界面。

2) 按分光光度计上的设置按钮,选择波长选项,设置 440 nm,再按确认键保存设置。

3) 纯水倒入石英比色皿中且不含气泡,并用纸巾将比色皿擦拭干净,再将石英比色皿放入比色槽中,比色皿透明的面垂直于光路。按下空白键,此时纯水的透光率即设定为 100％。

4) 将装有纯水的石英比色皿取出,倒掉纯水,倒入待测样品,用纸巾将石英比色皿擦净后放入比色槽中读数,该读数即为样品的透光率。

5) 最后倒掉样品,洗净石英比色皿后放入石英比色皿盒子中。

6) 记录对氨基水杨酸钠溶液透光率:对氨基水杨酸钠溶液( )、对氨基水杨酸钠＋双氧水( )、对氨基水杨酸钠＋焦亚硫酸钠溶液( )、对氨基水杨酸钠＋Cu^{2+} 试液( )、对氨基水杨酸钠＋EDTA 试液( )。

六、注意事项

(1) 拿取石英比色皿时,只能用手指接触两侧的毛玻璃,避免接触光学面。

(2) 不得将石英比色皿光学面与硬物或脏物接触。盛装溶液时,高度为石英比色皿的 2/3 即可,光学面如有残液可先用滤纸轻轻吸附,然后再用镜头纸或丝绸擦拭。

七、思考题

（1）药物被氧化变色与哪些因素有关？
（2）采取哪些措施可防止药物氧化？

（张秀莉）

实验五十四　盐酸普鲁卡因溶液的稳定性试验

一、实验目的

（1）掌握盐酸普鲁卡因稳定性试验的方法。
（2）了解 pH 对盐酸普鲁卡因溶液稳定性的影响。

二、实验原理

（1）盐酸普鲁卡因理化性质：白色细微针状结晶或结晶性粉末，无臭，味微苦而麻，易溶于水，溶于乙醇，微溶于氯仿，几乎不溶于乙醚。熔点为 153～157℃。

（2）盐酸普鲁卡因溶液不稳定，在碱性条件下会生成油状的普鲁卡因，放置一段时间后会结晶。若不经放置继续加热，油状产物会水解，生成二乙氨基乙醇，其蒸汽能使湿润的红色石蕊试纸变蓝。反应如图 3-19 所示。

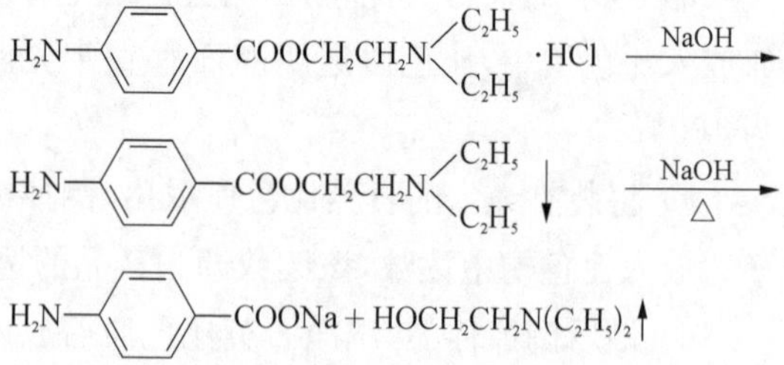

图 3-19　盐酸普鲁卡因的降解反应

三、实验材料

1. 药品和试剂　盐酸普鲁卡因粉末、10%氢氧化钠溶液、蒸馏水。
2. 实验材料　电子天平 1 台、水浴锅 1 个、15 mm×150 mm 试管 2 支、试管架 1 个、试管夹 1 个、5 mL 一次性滴管 10 根、镊子 1 把、石蕊试纸 1 盒。

四、实验流程

（1）水溶解盐酸普鲁卡因→覆盖湿润红色石蕊试纸，加热→观察现象。
（2）氢氧化钠溶液溶解盐酸普鲁卡因→覆盖湿润红色石蕊试纸，加热→观察现象。

五、实验操作

(1) 取盐酸普鲁卡因约 0.1 g,加 2 mL 水使其溶解。将一条湿的红色石蕊试纸盖于试管口,在沸水浴上加热,红色石蕊试纸不变色。

(2) 取盐酸普鲁卡因约 0.1 g,加入 10% 氢氧化钠试液 2 mL,将一条湿的红色石蕊试纸盖于试管口,在沸水浴上加热约 1 min,红色石蕊试纸变蓝色。

(3) 记录实验结果。

六、注意事项

(1) 红色石蕊试纸使用前需要润湿。

(2) 确保盐酸普鲁卡因加热时长足够。

七、思考题

(1) 盐酸普鲁卡因溶液的稳定性受哪些因素的影响?

(2) 药物中特殊杂质的检查方法有哪些?

（张秀莉）

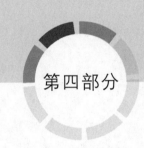

第四部分

药理学实验

实验五十五　药物的急性毒性试验

一、实验目的

(1) 掌握药物半数致死量(LD_{50})的概念和基本测定方法。

(2) 了解药物急性毒性试验的实验目的和意义。

二、实验原理

动物急性毒性试验是指动物一次或短时间内(通常<24 h)多次接受大剂量的受试药物后所产生的快速而剧烈的中毒反应,包括死亡效应,是药物安全性评价的第1道关卡。其试验目的是:① 测定药物的LD_{50}及相关参数;② 通过观察药物的急性中毒症状,揭示受试药物可能的毒性靶器官,以及对靶器官的特异性作用,提供毒性作用机制分析的资料;③ 为长期毒性试验提供给药剂量设计的依据,以及某些药物Ⅰ期临床试验起始剂量的选择提供参考。实验动物一般多采用小鼠,观察时间视毒性反应出现快慢而定,一般1~2周。对于拟推荐给临床的新药,按新药审批办法规定,要求采用两种给药途径,其中一种必须是推荐临床拟用途径,一般连续观察至少14天。

衡量一个药物的急性毒性大小,一般是以该药物使动物致死的剂量为指标。通常用LD_{50}来表示,因为LD_{50}是剂量-效应曲线上最敏感的一点。一个药物的剂量和生物效应之间有一定的关系,若以死亡率做纵坐标,对数剂量做横坐标,常呈一个"S"形曲线。在反应率50%处斜度最大,即剂量略有改变效应就明显变化。因此,该剂量(LD_{50})是急性毒性剂量-效应曲线中最准确和误差最小的剂量。如果将死亡率转换成一种数学函数-概率单位,则概率单位与对数剂量之间呈直线关系。这种转换方法称为概率单位法,应用于由Bliss创建的Bliss法以计算LD_{50}。

LD_{50}的测定方法简便,是药物的重要特征性参数之一。可用同一种动物、同一给药方式测得的LD_{50}和半数有效量(ED_{50})来计算药物的治疗指数(TI)和安全范围,从而初步估计该药的安全性。即$TI = LD_{50}/ED_{50}$。

总体来说,TI值越大,就越安全。一般认为TI在3以上的药物才可能具有实用意义。目前用于临床的药物,其TI值多在10以上。但无论是LD_{50}还是TI都不能绝对地完整地揭示某一特殊的毒性作用机制。急性毒性对数剂量-效应曲线的斜率揭示了剂量变化与致死反应之间的关系,在安全性评价中有时比LD_{50}更为重要,尤其在比较同系列化学物质时显得更为重要。两个化学物质LD_{50}可能相同或相近,但斜率却可以不同,因此在相同的剂量范围内，表现出不同的毒理学特征。TI 值通常仅适用于比较治疗效应和毒性效应量效曲线相互平行的药物，对于两种效应的剂量-效应曲线斜率不同的药物，还应适当参考其他参数来补充其不足，如安全范围和可靠安全系数。

三、实验材料

1. 药品和试剂　不同浓度的盐酸普鲁卡因溶液［见"实验操作(4)"］。
2. 仪器和材料　鼠笼5个，电子天平1台，一次性1 mL注射器若干支，记号笔若干支。
3. 实验动物　健康小鼠50只(体重18～22 g，雌雄各半，怀孕的雌鼠应剔除)。

四、实验流程

实验小鼠称重并分组→盐酸普鲁卡因溶液的配制→给药→实验观察记录→计算 LD_{50} 及 95% 可信限。

五、实验操作

(1) 实验动物应挑选体重相近(18～22 g)的健康小鼠，雌雄各半，怀孕的雌鼠应剔除。

(2) 测定 LD_{50} 前，先要摸索出合适剂量范围，即预先测出能使小鼠出现接近 0 和 100% 死亡的剂量。具体操作：取少量小鼠，每组 2～3 只，共 3～4 组，按组间剂量比 2∶1 给药，找出引起 0 及 100% 死亡的剂量范围(或者根据文献查出盐酸普鲁卡因的 LD_{50}，在此剂量上、下各推两个剂量)。然后，在预试验所获得的 0 和 100% 死亡的剂量范围内，选用几个剂量组(小鼠一般不少于 5 个剂量组，剂量按等比级数增减)，尽可能使半数组的死亡率在 50% 以上，另半数组死亡率在 50% 以下(由教师预先完成)。

(3) 将小鼠雌、雄分开。分别称重，记录体重，并将同一重量段(如 18.0～18.9 g)同性别的小鼠随机均匀分配于各组，并做好标记。本实验分为 5 组，每组小鼠 10 只，雌雄各半。

(4) 在预试验基础上，选设盐酸普鲁卡因 132 mg/kg、150 mg/kg、170 mg/kg、194 mg/kg、220 mg/kg，5 个剂量组(组间剂量比为 1∶0.88)。盐酸普鲁卡因溶液按上述 5 个剂量，用等比稀释法配制成相应浓度的药物溶液。各组小鼠按 0.2 mL/10 g 腹腔注射各自不同浓度的盐酸普鲁卡因溶液。给药后观察 30 min，记录各组小鼠中毒症状及死亡数，将实验数据填入表 4-1。

表 4-1　盐酸普鲁卡因 LD_{50} 的测定结果

组别	动物数（只）	浓度（%）	剂量（mg/kg）	死亡数（只）	死亡率（%）
1					
2					

续 表

组别	动物数 (只)	浓度 (%)	剂量 (mg/kg)	死亡数 (只)	死亡率 (%)
3					
4					
5					

（5）结果处理和分析

1）用 Bliss 法计算盐酸普鲁卡因的 LD_{50} 和 95% 可信限。

2）根据各种反应出现时间、严重程度、持续时间等，分析各种反应在不同剂量时的发生率，严重程度，判断药物最小毒性反应剂量、最大耐受剂量、最小致死剂量等，以初步判断药物的安全范围。

3）书写实验报告应包括：受试药物的批号、规格、生产厂家、理化性状、溶液的浓度。实验动物的种系、性别、体重范围、分组情况、给药途径、剂量、给药时间、给药后的中毒症状、死亡时间和死亡率。LD_{50} 的计算过程和结果（包括 LD_{50} 值和 95% 可信限范围）。

六、注意事项

（1）小鼠分组时应先将不同性别分开，再将不同体重分开，然后随机分配，此法称为分层随机分组法。

（2）给药时最好先从中剂量组开始，以便能从最初几组动物接受药物后的反应来判断两端的剂量是否合适，如不合适可随时进行调整。

（3）小鼠称重及给药剂量力求准确；药液的 pH 及渗透压应在生理范围内。

（4）动物的饥饱、实验室温度、实验时间等均会影响实验结果，应尽量维持一致。

（5）急性毒性试验观察指标：包括动物体重、饮食、外观、行为、分泌物、排泄物等，死亡动物于观察期结束后，需对动物进行解剖尸检，如需要则进行病理学检查。

七、思考题

（1）"If something is not a poison, it is not a drug"，我们该如何理解这句话，以及对我们有怎样的启发？

（2）什么是药物的急性毒性试验？什么是 LD_{50}？

（薛　洁）

实验五十六　不同剂型、剂量和给药途径对药物作用的影响

一、实验目的

（1）掌握药物不同剂型、剂量和给药途径对药物效应的影响情况。

（2）了解影响药物效应的影响因素。

二、实验原理

药物的不同剂型可能影响药物起效时间和效应强弱的变化，通常水溶液吸收速度较快，而胶浆剂吸收速度较慢；不同剂量的药物影响药物效应的强弱，甚至改变药物效应的性质；不同的给药途径影响药物的吸收和分布，从而也影响药物效应的强弱，甚至出现效应性质的改变。

乌拉坦是一种镇静催眠麻醉药物，随着剂量增加，其中枢抑制作用逐渐增强，依次呈现镇静、催眠、抗惊厥、抗癫痫及麻醉作用，甚至死亡。其中，乌拉坦对于睡眠的影响，表现为入睡时间缩短，睡眠持续时间延长。而硫酸镁采用不同给药途径甚至可以改变其效应的性质，如口服引起泻下和利胆作用，而注射给药则引起中枢抑制和骨骼肌松弛。

三、实验材料

1. 药品和试剂　8％、12％和25％的乌拉坦溶液，8％乌拉坦胶浆液（含 2.5％ 羧甲基纤维素），10％硫酸镁溶液，苦味酸溶液。

2. 仪器和材料　鼠笼若干个，电子天平 1 台，1 mL 一次性注射器若干支，灌胃针头1个。

3. 动物　健康小鼠 10 只，体重 18～22 g 之间，雄性。

四、实验流程

1. 不同剂型、剂量对药物作用的影响

（1）实验小鼠称重标记→皮下注射乌拉坦溶液→睡眠影响的观察；实验小鼠称重标记→皮下注射乌拉坦胶浆液→睡眠影响的观察。

（2）实验小鼠称重标记→腹腔注射 8％乌拉坦溶液→睡眠影响的观察；实验小鼠称重标记→腹腔注射 12％乌拉坦溶液→睡眠影响的观察；实验小鼠称重标记→腹腔注射 25％乌拉坦溶液→睡眠影响的观察。

2. 不同给药途径对药物作用的影响

（1）实验小鼠称重标记→腹腔注射 10％硫酸镁溶液→观察小鼠反应；实验小鼠称重标记→口服 10％硫酸镁溶液→观察小鼠反应。

（2）实验小鼠称重标记→灌胃 12％乌拉坦溶液→睡眠影响的观察；实验小鼠称重标记→皮下注射 12％乌拉坦溶液→睡眠影响的观察；实验小鼠称重标记→腹腔注射 12％乌拉坦溶液→睡眠影响的观察。

五、实验操作

1. 不同剂型、剂量对药物作用的影响

（1）取体重接近的同性别小鼠 2 只，称重并标记。1 号鼠皮下注射 8％乌拉坦溶液 0.15 mL/10 g，2 号鼠皮下注射 8％乌拉坦胶浆液 0.15 mL/10 g，分别记录给药时间（t_1），并观察小鼠对所注射药物的反应，如步态蹒跚、匍匐不支或卧倒；记录小鼠出现翻正反射消失反应的时间（t_2）及翻正反射恢复时间（t_3）。比较小鼠注射不同剂型的乌拉坦后的睡眠潜伏期与睡眠持续时间。睡眠潜伏期＝小鼠翻正反射消失时间（t_2）－给药时间（t_1）；睡眠持续时间＝翻正反射恢复时间（t_3）－小鼠翻正反射消失时间（t_2）。将实验观察结果填入下表 4-2。

表 4-2　不同剂型乌拉坦对药物作用的影响

鼠号	剂量 （mg/kg）	药物浓度 （％）	剂型	给药途径	睡眠潜伏期 （min）	睡眠持续时间 （min）
1						
2						

（2）取体重接近性别相同的小鼠 3 只，称重并标记。1、2 和 3 号小鼠，按 0.15 mL/10 g 分别腹腔注射 8％、12％和 25％的乌拉坦溶液，观察并比较 3 只鼠注射不同剂量的乌拉坦溶液后，小鼠睡眠潜伏期与睡眠持续时间的不同，并将实验观察结果填入表 4-3。

表 4-3　不同剂量乌拉坦溶液对药物作用的影响

鼠号	剂量 （mg/kg）	药物浓度 （％）	给药途径	剂型	睡眠潜伏期 （min）	睡眠持续时间 （min）
1						
2						
3						

2. 不同给药途径对药物作用的影响

（1）硫酸镁不同给药途径对药物作用的影响

取体重接近同性别的小鼠 2 只，称重并标记。1 号鼠腹腔注射 10%硫酸镁溶液 0.2 mL，2 号鼠口服（灌胃）10%硫酸镁溶液 0.6 mL。观察并比较给药后两鼠的不同反应，并将实验观察结果填入下表 4 - 4。

表 4 - 4　硫酸镁不同给药途径对药物作用的影响

鼠号	给药途径	给药量（mL）	呼吸	肌张力	分泌物
1					
2					

（2）乌拉坦不同给药途径对药物作用的影响

取体重接近同性别的小鼠 3 只，称重并标记。1、2、3 号小鼠用 12%乌拉坦溶液按 0.15 mL/10 g 分别以灌胃、皮下注射和腹腔注射给药，观察并比较 3 鼠给药后，小鼠睡眠潜伏期与睡眠持续时间的不同，并将实验观察结果填入表 4 - 5。

表 4 - 5　乌拉坦溶液不同给药途径对药物作用的影响

鼠号	剂量（mg/kg）	药物浓度（%）	给药途径	剂型	睡眠潜伏期（min）	睡眠持续时间（min）
1						
2						
3						

六、注意事项

（1）在实验过程中，观察小鼠翻正反射时，尽量减少对小鼠的刺激，少翻动，少搬动。

（2）密切观察，准确记录时间，保证实验的准确性。

七、思考题

（1）不同剂量药物对药物作用有何影响？在临床用药中有何重要意义？

（2）影响药物作用的因素有哪些？

（薛　洁）

实验五十七　药物对离体豚鼠回肠的作用

一、实验目的

（1）掌握动物离体平滑肌器官的实验方法的建立。

（2）通过观察乙酰胆碱和氯化钡等药物对离体豚鼠回肠平滑肌的作用,掌握受体激动药和受体拮抗药之间的相互作用关系。

二、实验原理

根据药物与受体结合后所产生效应不同,可以将作用于受体的药物分为受体激动药和受体拮抗药。受体激动药为既有亲和力又有内在活性的药物,与受体结合并激动受体产生效应。受体拮抗药能与受体结合,但无内在活性不会引起效应,甚至因占据受体而拮抗受体激动药的效应。受体拮抗药分为竞争性受体拮抗药和非竞争性受体拮抗药。竞争性受体拮抗药能使受体激动药的量-效反应曲线平行右移,但最大效应（E_{max}）不变。

乙酰胆碱是 M 受体激动药,可以兴奋胃肠道平滑肌,使其收缩幅度和张力均增加;氯化钡则通过二价钡离子,影响了钙离子,从而引起平滑肌收缩。本实验分别观察它们对离体豚鼠回肠平滑肌的作用,以及在预先给予竞争性 M 受体拮抗药阿托品的情况下,它们对平滑肌作用的不同,从而理解受体激动药和受体拮抗药之间的相互作用关系。

三、实验材料

1. 药品和试剂　10 μmol/L 乙酰胆碱溶液、0.1% 阿托品溶液、1 mmol/L 乙酰胆碱溶液、1%氯化钡溶液、台氏液。

2. 仪器和材料　眼科用剪刀 1 把、眼科用镊子 1 把、培养皿 1 个、麦氏浴槽 1 个、胶管 1 根、通气钩 1 个、丝线若干条、木槌 1 个、气泵 1 个、张力换能器 1 个、恒温水浴锅 1 个、MedLab 生物信号采集处理系统 1 套。

3. 动物　健康豚鼠 1 只。

四、实验流程

豚鼠回肠→离体平滑肌张力基线记录→乙酰胆碱对张力的影响测定→换液→预先给予阿托品后,乙酰胆碱对张力的影响测定→换液→氯化钡对张力的影响测定→换液→预先给予阿托品后,氯化钡对张力的影响测定。

五、实验操作

（1）猛击豚鼠头部将其处死，打开腹腔，找到回盲部。然后，在距离回盲部 1 cm 处剪断，取出回肠约 10 cm 一段，置于盛有充以空气的台氏液培养皿中，沿肠壁除去肠系膜，然后将回肠剪成数小段，2～3 cm，轻挤出内容物。在肠段两端从里向外各穿一线，将肠段一端固定在麦氏浴槽中，另一端连接张力换能器，再连接 MedLab 生物信号采集处理系统，前负荷约 0.5 g。在麦氏浴槽中加入 50 mL 台氏液，标记液面高度，麦氏浴槽恒温在 38±0.5℃。通入空气，1～2 个气泡/秒。基线稳定 10 min。

（2）待离体回肠稳定后，记录一段正常收缩曲线后，依次在麦氏浴槽中滴入相应的药物［见实验操作（3）～（6）］。要求加入一种药液后，接触 2 min，并观察收缩幅度，然后用台氏液冲洗 3 次，待基线恢复到用药前的水平，随后记录一段基线。再加入第二种药液。浴槽液体的容量每次都应一致。

（3）加入乙酰胆碱溶液（10 μmol/L）0.1 mL，观察并记录其收缩幅度（若肠段未达到痉挛收缩则适当增加药量），2～3 min 后换液。

（4）预先加入 0.1％阿托品溶液 0.2 mL，然后重复加入乙酰胆碱溶液（10 μmol/L）0.1 mL，观察结果如何，与实验操作（3）的结果比较；不换液，然后加入乙酰胆碱溶液（1 mmol/L）0.5 mL，再观察结果如何，2～3 min 后换液。

（5）加入 1％氯化钡溶液 0.5 mL，观察并记录其收缩幅度（若肠段未达到痉挛收缩则适当增加药量），2～3 min 后换液。

（6）预先加入 0.1％阿托品溶液 0.2 mL，然后重复加入 1％氯化钡溶液 0.5 mL，观察结果如何，与实验操作（5）的结果比较。

（7）根据实验结果，分析药物的作用机制及药物相互作用的结果。实验结果记录在表 4-6 中。

表 4-6　药物对离体豚鼠回肠的作用

药　　物	实 验 结 果	分 析 原 因
乙酰胆碱溶液（10 μmol/L）0.1 mL		
预先加入 0.1％阿托品溶液 0.2 mL，然后重复加入乙酰胆碱溶液（10 μmol/L）0.1 mL		
不换液，然后加入乙酰胆碱溶液（1 mmol/L）0.5 mL		
1％氯化钡溶液 0.5 mL		
预先加入 0.1％阿托品溶液 0.2 mL，然后重复加入 1％氯化钡溶液 0.5 mL		

六、注意事项

(1) 整个实验过程中,必须保持麦氏浴槽内液面等高(同体积营养液),以避免药物浓度不准确。

(2) 注意操作时勿牵拉肠段以免影响收缩功能。

七、思考题

(1) 竞争性受体拮抗药和非竞争性受体拮抗药的区别是什么?

(2) 本实验中,离体肠管的体外实验条件包含哪些?

(薛 洁)

实验五十八 肾上腺素受体激动药和拮抗药对血压的影响

一、实验目的

(1) 掌握去甲肾上腺素、肾上腺素、异丙肾上腺素、酚妥拉明、普萘洛尔对血压的影响。

(2) 熟悉血压变化和血管收缩舒张及心脏功能变化的关系。

(3) 了解血压实验方法和装置。

二、实验原理

去甲肾上腺素、肾上腺素、异丙肾上腺素、酚妥拉明、普萘洛尔是临床常用药物,对心血管系统的作用非常强大。它们激动或拮抗 α、β 受体,影响血管和心脏功能,从而调节血压。本实验通过观察血压变化,反向定性分析药物对血管及心脏功能的影响。

三、实验材料

1. **药品和试剂** 25%乌拉坦溶液、肝素注射液、生理盐水、重酒石酸去甲肾上腺素(规格1 mL：2 mg)、盐酸肾上腺素(规格1 mL：1 mg)、盐酸异丙肾上腺素(规格2 mL：1 mg)、甲磺酸酚妥拉明(规格1 mL：10 mg)、普萘洛尔(规格5 mL：5 mg)。

2. **仪器和材料** 兔体重秤1台、兔箱1个、兔手术台及固定绳1套、手术器械1套(丝线、止血钳、手术剪、眼科剪、眼科镊、线剪、动脉夹、动脉插管)、生物信号采集和处理系统1套、血压换能器1个、注射器(1 mL、10 mL)2个、纱布1卷、胶布1卷、输液架1个、输液皮条 1 根、输液针 1 个、三通管 1 个。

3. 动物   家兔 1 只(体重 2～3 kg,雌雄不限)。

四、实验流程

家兔称重、麻醉与固定→分离颈总动脉→动脉插管→设置实验软件→记录正常血压→给药→观察血压变化。

五、实验操作

(1) 麻醉与固定:家兔称重记录,耳缘静脉注射 25% 乌拉坦溶液 3.5～4 mL/kg。麻醉后,于手术台上固定。耳缘静脉留置输液针,经三通管与生理盐水输液瓶相连,调整滴速为 6 滴/分钟。

(2) 分离颈总动脉:颈前部正中切口 5～7 cm,钝性分离一侧颈总动脉,分离迷走神经,游离颈总动脉 3～4 cm,下穿三条丝线备用。

(3) 动脉插管:结扎远心端,动脉夹近心端阻断血流;在远心端朝心脏方向斜形剪开动脉,插入动脉插管(其后连血压换能器,内充满肝素抗凝),丝线结扎固定牢靠,防止插管脱出。

(4) 实验软件设置:点击 Medlab 生物信号采集和处理系统菜单"实验/药理学实验",选择"药物对兔血压的作用"。

(5) 记录正常血压:移去动脉夹,打开血压换能器、三通管开关,可见血压波动曲线。调试并记录正常血压。

(6) 给药并观察血压变化:描记一段正常血压曲线后,由耳缘静脉留置针的三通管注射下列药物。观察平均动脉压变化情况及脉压差的变化,待血压变化恢复正常后,再给下一药物。

使用药物有:

1) 去甲肾上腺素 0.2 mL/kg。

2) 肾上腺素 0.2 mL/kg。

3) 异丙肾上腺素 0.2 mL/kg。

4) 合用:普萘洛尔 1 mL/kg+异丙肾上腺素 0.2 mL/kg。

5) 合用:酚妥拉明 1 mL/兔+肾上腺素 0.2 mL/kg。

6) 合用:酚妥拉明 1 mL/兔+去甲肾上腺素 0.2 mL/kg。

实验小组组别:_____。家兔体重(kg):_____。

将各组的血压变化及可能的药理作用记录在表 4-7。

表 4-7　肾上腺素受体激动药和受体拮抗药对血管收缩舒张的作用

药　物	血压变化	原理分析 (α/β受体、血管和心脏功能变化)
去甲肾上腺素		
肾上腺素		
异丙肾上腺素		
普萘洛尔＋异丙肾上腺素		
酚妥拉明＋肾上腺素		
酚妥拉明＋去甲肾上腺素		

六、注意事项

（1）钝性分离颈总动脉，防止损伤、出血。

（2）用肝素充满血压换能器和动脉插管，排空气泡。

（3）每次待血压曲线回归基线后，再给药。给药后，通过三通管迅速推注生理盐水 2 mL，将皮条和针头内的残存药液冲入体内。

（4）合用药时，给受体拮抗药后，应马上注入受体激动剂。

（5）注意动物麻醉状况，有挣扎时可补少量麻醉剂。

（6）注意插管位置，特别在动物挣扎时，避免扭转而阻断血流。

七、思考题

（1）去甲肾上腺素、肾上腺素和异丙肾上腺素，有何异同？

（2）普萘洛尔和酚妥拉明有何异同和禁忌？

（3）科学研究成果的获得离不开团队精诚合作，试谈谈在本实验中小组成员如何分工协作？

（钱培刚）

实验五十九　对乙酰氨基酚和罗通定的镇痛作用

一、实验目的

（1）掌握镇痛实验方法——扭体法。

（2）掌握对乙酰氨基酚和罗通定的镇痛机制。

二、实验原理

刺激因素达到一定阈值能够引发动物产生疼痛反应。研究镇痛药的常用致痛刺激因素主要有两大类：化学性刺激和物理性刺激。化学法，即将某些化学试剂，如醋酸、缓激肽、钾离子、福尔马林等，涂布皮肤黏膜或腹腔注射，引起疼痛反应，如小鼠醋酸扭体法。物理法，常用的如热刺激法，即使用一定强度的热刺激产生疼痛反应，如小鼠热板法。实验多采用雌性小鼠，不用雄性小鼠的原因是其阴囊下垂易致实验结果不准确。

本实验用小鼠醋酸扭体法。小鼠腹膜有广泛的感觉神经分布，腹腔注射醋酸溶液可引起持久疼痛，表现为腹部两侧收缩内陷、腹壁下贴、臀部抬高、后肢伸展、统称为扭体反应。本法敏感、简单、重复性好。

对乙酰氨基酚能够抑制前列腺素合成酶，减少前列腺素生成，从而产生镇痛作用。延胡索总碱的镇痛作用很强，在其成分中以延胡索乙素（消旋四氢帕马丁）最强。镇痛有效部分为左旋体（罗通定）。罗通定能阻断脑内多巴胺 D_1 受体，增加纹状体亮氨酸脑啡肽含量而产生镇痛作用。

三、实验材料

1. 药品和试剂　对乙酰氨基酚标准品和样品、硫酸罗通定注射液（规格 2 mL：60 mg）、0.6% 醋酸溶液（临用临配）、生理盐水、碘伏。

2. 仪器和材料　电子天平 1 台、记号笔 1 支、计时表 1 个、1 mL 注射器 1 支、50 mL 烧杯 6 个、1 000 mL 烧杯 2 个、纱布、棉签、小鼠笼。

3. 动物　健康小鼠（18～22 g，雄性）12 只。

四、实验流程

小鼠分组→配制药剂→腹腔注射药物→腹腔注射醋酸→观察扭体反应。

五、实验操作

（1）小鼠分组：雄性小鼠 12 只，称重记录，每组 2 只，分为六组。
1）模型组（生理盐水）。
2）阳性药（对乙酰氨基酚标准品）组。
3）对乙酰氨基酚样品高剂量组。
4）对乙酰氨基酚样品低剂量组。
5）罗通定高剂量组。
6）罗通定低剂量组。
（2）配制药剂：加热生理盐水至 60℃，分别配制 20 mg/mL 对乙酰氨基酚标准品和自制品,低剂量组浓度为 10 mg/mL。硫酸罗通定注射液(规格 2 mL:60 mg)稀释 10 倍,为 3 mg/mL 高剂量组;稀释 20 倍,为 1.5 mg/mL 低剂量组。

(3) 注射药物:腹腔注射 0.08 mL/10 g,模型组生理盐水,其他各组使用相应药剂。

(4) 注射醋酸:给药 30 min 后,各组腹腔注射 0.6%醋酸溶液 0.1 mL/10 g。

(5) 观察扭体反应:观察和记录 15 min 内小鼠扭体反应次数。计算镇痛率:

镇痛率=[(模型组平均扭体次数-各组平均扭体次数)/模型组平均扭体次数]×100%

实验小组组别如下。将实验数据记录于表 4-8。

表 4-8 小鼠分组、注射记录和扭体反应观察表

组别	盲法分组	标号	体重(g)	药物剂量(0.08 mL/10 g)	药物注射时间	醋酸剂量(0.1 mL/10 g)	醋酸注射时间	扭体反应次数	镇痛率
A		1							
		2							
B		3							
		4							
C		5							
		6							
D		7							
		8							
E		9							
		10							
F		11							
		12							

六、注意事项

(1) 实验采用双盲法,减少主观因素所带来的偏倚,即观察小鼠扭体反应次数的实验者不知道该鼠分组。小组之间交叉配药,标记为 A、B、C、D、E、F 六组;实验结束后才公布分组情况。

(2) 保持室内安静,以免影响扭体反应次数记录。最好安排同一实验者计数,以减少误差。

（3）醋酸溶液要临用临配，否则容易挥发，刺激作用减弱。

七、思考题

（1）对乙酰氨基酚镇痛的作用机制是什么？

（2）罗通定镇痛的作用机制是什么？

（3）什么是盲法？为什么本实验最好采用盲法？你所在小组是如何进行盲法操作的？请谈谈盲法和培养严谨实验科学素养之间的关系。

（钱培刚）

实验六十　强心苷类药物对离体蛙心的影响

一、实验目的

（1）掌握建立离体原位蛙心灌流的实验方法。

（2）观察强心苷对离体原位蛙心心输出量、心率、心收缩力的作用；观察强心苷使用过量对心脏的作用。

（3）了解心衰模型的基本原理。

二、实验原理

强心苷类药物能改善衰竭心脏的血流动力学，加强左心室功能，但过量强心苷易引起室性心律失常。在蟾蜍心衰模型上应用强心苷类药物，随着剂量的增加，可观察到强心苷类药物的治疗作用和毒性反应。去乙酰毛花苷注射液（deslanoside injection，又名西地兰）是洋地黄强心苷药物，临床上主要用于治疗充血性心力衰竭（congestive heart failure，CHF），可加强心肌收缩力，增加心输出量，改善心脏功能。

三、实验材料

1. 药品和试剂　生理盐水、任氏液、低钙任氏液、去乙酰毛花苷注射液。

2. 仪器和材料　毁髓针 1 支、蛙板 1 个、剪刀 1 把、镊子 1 把、手术线 1 卷、眼科剪 1 把、注射器 1 支及纱布若干块及动脉插管、静脉套管、蛙心夹。MedLab 生物信号采集和处理系统换能器。

3. 实验动物　蟾蜍（或蛙）。

四、实验流程

取蟾蜍毁髓、固定→打开胸腔→分离主动脉穿线→分离下腔静脉插管、固定→翻正心脏,插入动脉插管→任氏液换洗→连接血压换能器、电脑→记录心脏收缩曲线→灌流低钙任氏液,造成心衰模型→加入去乙酰毛花苷→记录心脏收缩曲线。

五、实验操作

(1) 取蟾蜍 1 只(尽量大),用毁髓针由枕骨大孔插入,上下捣毁脑及脊髓。用大头针仰位固定于蛙板上。

(2) 剪开胸部皮肤,剪除胸部肌肉及胸骨,打开胸腔,剪破心包膜,暴露心脏。

(3) 制备离体原位蟾蜍心

1) 钝性分离左、右主动脉,下面各穿一根线,备结扎。

2) 翻转心脏(将心尖翻向头侧),盖上纱布,钝性分离静脉。下腔静脉插管,静脉结扎固定,冲洗心脏。

3) 翻正心脏,在左主动脉上剪"Ⅴ"形口,向心脏方向插入静脉插管,结扎固定。

4) 结扎右主动脉,用任氏液连续换洗,至心脏无血色。

5) 蛙心夹夹住心尖,连接血压换能器、电脑。

6) 打开电脑及 MedLab 生物信息采集和处理系统:实验—药理学实验—强心苷对离体蟾蜍心的作用;通用(选择)—张力。

7) 记录正常心脏收缩曲线的波形图。

8) 灌流低钙任氏液,造成心衰模型:当心脏收缩显著减弱时,加入去乙酰毛花苷注射液 0.5 mL,注意观察心脏收缩强度、心率等方面的变化。记录心衰曲线。

六、注意事项

(1) 从下腔静脉插入静脉套管难度最大,静脉壁很薄,不要过分分离,静脉套管插时和结扎时,注意不要损伤静脉窦,否则会导致心脏停搏。

(2) 插管要扎紧,防止实验中脱落。

(3) 去乙酰毛花苷注射液也可直接滴加到心脏上。

七、思考题

(1) 强心苷类药物治疗心力衰竭的主要药理作用是什么?

(2) 本实验中心力衰竭模型的原理是什么?

(张　丽)

实验六十一 利多卡因和普萘洛尔对抗氯化钡诱发心律失常的作用

一、实验目的

(1) 掌握氯化钡诱发家兔心律失常实验模型的建立方法。

(2) 掌握药物利多卡因和普萘洛尔的抗心律失常作用。

二、实验原理

氯化钡可增强心脏浦肯野氏纤维 Na^+ 的内向电流,提高最大舒张期电位的除极化速率,从而诱发心律失常,表现为期前收缩(又称早搏)、二联律、室性心动过速、心室纤颤等。抗心律失常药物利多卡因和普萘洛尔对氯化钡诱发的心律失常有预防作用。

三、实验材料

1. 药品和试剂 0.4％氯化钡溶液、25％乌拉坦溶液、0.5％利多卡因溶液、0.1％普萘洛尔溶液、生理盐水。

2. 仪器和材料 婴儿秤1台、MedLab生物信号采集和处理系统3套、兔手术台3套、心电图导联线和电极3套、一次性注射器若干支、秒表3个。

3. 动物 健康新西兰兔3只,2 kg左右,雄性。

四、实验流程

(1) 家兔称重麻醉→心电图检测→静脉注射利多卡因→静脉注射氯化钡→记录不同时间的心电图。

(2) 家兔称重麻醉→心电图检测→静脉注射普萘洛尔→静脉注射氯化钡→记录不同时间的心电图。

(3) 家兔称重麻醉→心电图检测→静脉注射生理盐水→静脉注射氯化钡→记录不同时间的心电图。

五、实验操作

(1) 取家兔3只,称重,分别按3.5 mL/kg耳缘静脉注射25％乌拉坦溶液,麻醉后分别固定于兔台上。

（2）将家兔肢体经心电图导联线和 MedLab 生物信号采集和处理系统连接,记录给药前的Ⅱ导联心电图,共记录十个心动周期。

（3）第 1 只家兔按 1 mL/kg 耳缘静脉缓慢注射 0.5％利多卡因溶液,第 2 只家兔按 2.5 mL/kg 静脉注射 0.1％普萘洛尔溶液,第 3 只静脉注射 2 mL 生理盐水。5 min 后,分别按 1 mL/kg 经家兔耳缘静脉快速注射 0.4％ 氯化钡溶液,记录给药后 10 s、30 s、1 min、3 min、5 min、10 min、15 min、20 min 和 30 min 心电图。

（4）编辑并打印出有代表性的心电图,比较 3 只家兔心电图的变化和差异,测量给 0.4％氯化钡溶液前后的 P-P 间期、P-R 间期和 Q-T 间期,观察是否存在期前收缩、ST 段是否上移等,最后将结果填入表 4-9。

表 4-9 利多卡因和普萘洛尔对氯化钡引起心律失常心电图的影响

	给予利多卡因组		给予普萘洛尔组		给予生理盐水组	
	给氯化钡之前	给氯化钡之后	给氯化钡之前	给氯化钡之后	给氯化钡之前	给氯化钡之后
P-P 间期						
P-R 间期						
Q-T 间期						
ST 段						
期前收缩						

六、注意事项

（1）氯化钡需要新鲜配制,快速静脉注射。

（2）普萘洛尔和利多卡因要缓慢静脉注射。

（3）快速注射氯化钡后,绝大多数动物于给药过程中或给药后 30 s 出现心律失常。

七、思考题

（1）本实验中所用药物,在临床上各自适用哪些类型的心律失常? 为什么?

（2）如果药物过量,考虑实验中会出现什么情况?

（薛 洁）

实验六十二　顺铂抑制乳腺癌细胞增殖的体外试验

一、实验目的

（1）掌握 MTT 法检测细胞活性的原理和方法。

（2）熟悉量-效曲线的拟合方法和 IC_{50} 的计算方法。

（3）了解乳腺癌细胞株 MCF-7 的培养方法。

二、实验原理

MTT 法又称 MTT 比色法，是一种检测细胞存活和生长的方法。其检测原理为：MTT 为黄色化合物，是一种接受氢离子的染料，具有细胞膜通透性。进入活细胞的 MTT 在线粒体中的琥珀酸脱氢酶和细胞色素 C 的作用下，发生四唑（tetrazolium）环开裂，生成水不溶性的蓝色甲臜（formazan）结晶，而死细胞中琥珀酸脱氢酶消失，MTT 不能被还原为甲臜，因此甲臜结晶的生成量与活细胞数目成正比。甲臜结晶不能穿透细胞膜，沉积在活细胞内。二甲基亚砜（DMSO）能溶解细胞中的甲臜，用酶标仪测定 490 nm 处的光密度 OD 值，可间接反映活细胞的数量。该方法已广泛用于一些生物活性因子的活性检测、大规模的抗肿瘤药物筛选、细胞毒性试验及肿瘤放射敏感性测定等。它的特点是灵敏度高、经济。

抗肿瘤药物抑制肿瘤细胞增殖的活性常用半数抑制浓度（IC_{50}）来衡量。以药物的效应（肿瘤细胞增殖的抑制率）为纵坐标，药物浓度或剂量的对数值为横坐标作图，得到一条典型的 S 型量-效曲线，曲线上达到最大抑制效应 50% 时所对应的药物浓度即半数抑制浓度。

三、实验材料

1. 药品和试剂　MTT、0.25% Trypsin-EDTA 溶液、PBS 溶液、顺铂、培养基（DMEM＋10%FBS＋1%双抗）、DMSO。

2. 仪器　生物安全柜 1 台、细胞培养箱 1 台、显微镜 1 台、离心机 1 台、摇床 1 台、96 孔细胞培养板 1 块、血细胞计数板 1 块、多通道移液器 1 台、酶标仪 1 台。

3. 细胞　乳腺癌细胞株 MCF-7。

四、实验流程

乳腺癌细胞株 MCF-7 消化并接种→培养→药物处理→加入 MTT 试剂→继续培

养→加入 DMSO 溶解结晶→测 OD 值→拟合量效曲线,得到 IC_{50}。

五、实验操作

(1) 细胞准备

1) 细胞状态观察:从培养箱中取出细胞,显微镜下观察细胞状态及汇合度。

2) 细胞处理:将细胞培养基吸出后,加入 2 mL PBS 液洗涤 1 次,加入 1 mL 0.25% Trypsin - EDTA 溶液放入培养箱中静置数分钟,直至细胞完全离壁悬浮。加入 5 mL 含 10%FBS 的 DMEM 培养基终止酶活;混匀后液体转移至 15 mL 离心管,1 000 r/min 离心 5 min,弃去上层液体。

3) 细胞计数:于 15 mL 离心管中加入 1 mL 含 10%FBS 的 DMEM 培养基,充分混匀。定量吸取细胞悬液,稀释一定倍数后,取 10 μL 加入血细胞计数板进行计数,公式如下:

$$细胞密度(个/mL)=(4 大方格细胞数之和/4)×10^4×稀释倍数$$

将计数得到的细胞密度填入表 4 - 10,根据最终需要的细胞密度及体积进行稀释。

表 4 - 10 细胞密度记录表

细胞数 (个/孔)	起始浓度 (个/mL)	所需体积 (mL)	需 10%FBS DMEM (mL)	总体积 (mL)	终浓度 (个/mL)

(2) 将稀释好的细胞用多通道移液器加至 96 孔板:置于培养箱 37℃、5%CO₂ 条件下培养 24 h,待细胞贴壁后加药。

(3) 药物稀释:采用培养基将药物进行 3 倍倍比稀释,获得一系列浓度的含药培养基,一般需要 5 个以上的浓度。

(4) 将稀释好的药物加入前一天铺好细胞的细胞板上,37℃、5%CO₂ 培养箱培养 48 h。

(5) 每孔加入 10 μL MTT 溶液(5 mg/mL,即 0.5%MTT),继续培养 4 h。

(6) 终止培养,溶解结晶:MTT 加入培养 4 h 后,结晶可充分形成。将上清液去掉,该过程要注意不能把甲瓒结晶移走。每孔加入 150 μL DMSO,置摇床上低速振荡 10 min,使结晶物充分溶解。采用酶标仪测量 490 nm 处各孔的光密度 OD 值。

(7) 结果处理和分析:根据 OD 值计算每孔细胞增殖的抑制率,采用 GraphPad Prism 软件拟合量-效曲线,并得到 IC_{50} 值。

六、注意事项

(1) 选择适当的细胞接种密度。

（2）设置适当的药物浓度，使一半浓度在 IC_{50} 以上，一半浓度在 IC_{50} 以下。

（3）设空白对照以调零：与试验平行不加细胞只加培养液的空白对照。其他试验步骤保持一致，最后比色基于空白对照进行调零。

（4）MTT 实验吸光度最好要在 0～0.7，超出这个范围就不是直线关系。

（5）实验测得 OD 值、抑制率的计算结果分别填入表 4-11、表 4-12。

表 4-11   不同浓度顺铂处理及 MTT 孵育后各孔细胞的光密度 OD 值

药物浓度 （μmol/L）	浓度1	浓度2	浓度3	浓度4	浓度5	浓度6	……
OD 值							

表 4-12   不同浓度顺铂对 MCF-7 细胞的抑制率

药物浓度 （μmol/L）	浓度1	浓度2	浓度3	浓度4	浓度5	浓度6	……
抑制率（%）							

七、思考题

（1）MTT 法检测细胞活性的原理是什么？

（2）抗肿瘤药物抑制肿瘤细胞增殖的活性通常用什么参数来衡量？如何获得这个参数？

（郑超湳）

第五部分

药剂学实验

实验六十三　溶液剂的制备

一、实验目的

(1) 掌握制备溶液剂的各项基本操作。
(2) 掌握常用溶液剂的制备方法、质量标准与检查方法。
(3) 了解常用附加剂的正确使用及作用机制。

二、实验原理

1. 原理　溶液剂是指药物分散在适宜的分散介质中制成的可供内服或者外用的液体形态制剂。常用的溶剂包括：水、乙醇、甘油、丙二醇、植物油或混合溶剂等。对于在溶剂中溶解度低或者难分散的药物,可采用适当增溶剂或混合溶剂改善药物的分散状态。

按分散系统分类属于溶液型液体制剂的有：溶液剂、芳香水剂、甘油剂、醋剂、糖浆剂等。溶液剂的制备方法有 3 种,即溶解法、稀释法和化学反应法。3 种方法在一定场合下可灵活使用,从工艺上来看多用溶解法。其制备原则如下：① 溶解度大的药物直接溶解；② 小量药物(如剧毒药)或附加剂(如防腐剂、增溶剂、抗氧剂等)应先溶解；③ 溶解度小的药物宜采用微粉化、剧烈搅拌、加热助溶等手段；④ 不易溶解的药物可采用增溶、助溶等方法；⑤ 无防腐能力的药剂应加防腐剂；⑥ 不稳定的药物可加抗氧、金属络合剂等稳定剂及调节 pH 等；⑦ 浓配易发生配伍变化的可采用分别稀配再混合。

2. 处方

1) 薄荷水制备处方见表 5-1。

表 5-1　薄荷水制备处方

处　　方	1	2	3	4
薄荷油(mL)	0.1	0.1	0.1	1.0
滑石粉(g)	0.8			
吐温-80(g)		1		1
95%乙醇溶液(mL)			30	30
蒸馏水(mL)	50	50	50	50

2）复方碘溶液制备处方见表 5 - 2。

表 5 - 2   复方碘溶液制备处方

处　　方	1	2	3	4
碘（g）	2	2	2	2
碘化钾（g）			3.5	1
95％乙醇溶液（mL）		50		50
蒸馏水（mL）	50		50	

三、实验材料

1. 药品和试剂　蒸馏水、薄荷油、吐温-80、滑石粉、95％乙醇溶液、碘、碘化钾。

2. 仪器和材料　天平 1 台、研钵 1 个、200 mL 量筒 1 个、漏斗 1 个、玻璃棒 10 根、100 mL 烧杯 10 个、滤纸 1 包、10 mL 和 50 mL 细口瓶各 5 个、瓶签和瓶塞各 10 个。

四、实验流程

1. 薄荷水的制备

处方 1：0.8 g 滑石粉→0.1 mL 薄荷油→细口瓶→过滤→定容。

处方 2：1.0 g 吐温-80→0.1 mL 薄荷油→细口瓶→过滤→定容。

处方 3：30 mL 95％乙醇溶液→0.1 mL 薄荷油→细口瓶→过滤→定容。

处方 4：1.0 g 吐温-80→1.0 mL 薄荷油→30 mL 95％乙醇溶液→细口瓶→定容。

2. 复方碘溶液的制备

处方 1：2.0 g 碘→水→搅拌→定容。

处方 2：2.0 g 碘→95％乙醇溶液→搅拌→95％乙醇溶液定容。

处方 3：3.5 g 碘化钾→15 mL 水→搅拌→2.0 g 碘→定容。

处方 4：1.0 g 碘化钾→15 mL 95％乙醇溶液→搅拌→2.0 g 碘→95％乙醇溶液定容。

五、实验操作

1. 薄荷水的制备

（1）处方 1 的制备：取用干净称量纸，置于天平上，清零后，用药勺取滑石粉。待实数稳定在 0.8 g 左右后，记录数据。将称量好的滑石粉倒入研钵中，滴加 0.1 mL 薄荷油使滑石粉润湿均匀，研匀，加部分蒸馏水洗涤并转移至细口瓶中，加盖，振摇。10 min 后。过滤至滤液澄明，加水定容到 50 mL。

（2）处方 2 的制备：取用干净小烧杯，置于天平上，清零后，称取 1.0 g 吐温-80，记录数据。滴加 0.1 mL 薄荷油，充分搅匀，加入蒸馏水充分搅拌溶解，过滤至滤液澄明，加水定容到 50 mL。

（3）处方 3 的制备：取用干净小烧杯，加 30 mL 95％乙醇溶液，滴加 0.1 mL 薄荷油，充分搅匀，加入蒸馏水充分搅拌溶解，过滤至滤液澄明，加水定容到 50 mL。

（4）处方 4 的制备：取用干净小烧杯，置于天平上，清零后，称取 1.0 g 吐温-80，记录数据。滴加 1.0 mL 薄荷油，充分搅匀，加入蒸馏水充分搅拌溶解，转移至细口瓶中；缓慢加入 30 mL 乙醇溶液（95％），加盖。10 min 后，过滤至滤液澄明，加水定容到 50 mL。

2. 复方碘溶液的制备

（1）处方 1 的制备：取用干净小烧杯，置于天平上，清零后，称取 2.0 g 碘，记录数据。加水充分搅拌，使固体药物尽量分散。加水使总体积到 50 mL。

（2）处方 2 的制备：取用干净小烧杯，置于天平上，清零后，称取 2.0 g 碘，记录数据。加 95％乙醇溶液充分搅拌，使固体药物尽量分散。加 95％乙醇溶液使总体积到 50 mL。

（3）处方 3 的制备：取用干净小烧杯，置于天平上，清零后，称取 3.5 g 碘化钾，记录数据。取下烧杯，加 15 mL 蒸馏水，搅拌成浓溶液。取用干净小烧杯，置于天平上，清零后，称取 2.0 g 碘，记录数据。将碘化钾溶液倒入装有碘固体的烧杯中，搅拌。加水使总体积到 50 mL。

（4）处方 4 的制备：取用干净小烧杯，置于天平上，清零后，称取 1.0 g 碘化钾，记录数据。取下烧杯，加 10 mL 95％乙醇溶液，搅拌成浓溶液。取用干净小烧杯，置于天平上，清零后，称取 2.0 g 碘，记录数据。将碘化钾溶液倒入装有碘固体的烧杯中，搅拌。加 95％乙醇溶液使总体积到 50 mL。

六、注意事项

（1）滑石粉等分散剂，应与薄荷油充分研匀，以利发挥作用，加速溶解过程。所用滑石粉不宜过细，以免影响成品的澄明度。

（2）吐温-80 为增溶剂，应先与薄荷油充分搅匀，再加水溶解，以利发挥增溶作用，加速溶解过程。

（3）碘在水中溶解度小，加入碘化钾作助溶剂。

（4）为使碘能迅速溶解，宜先将碘化钾加适量蒸馏水配制成浓溶液，然后加入碘溶解。

（5）碘为灰黑色有金属光泽的片状结晶或颗粒，有腐蚀性，慎勿接触皮肤与黏膜；称取时应用玻璃器皿，不能用纸衬垫，更不应直接置于天平托盘上称重，以防腐蚀天平等。常温下碘呈紫色的蒸汽挥散，故不宜久置于空气中。

七、思考题

（1）溶液剂一般配制方法有哪些？

（2）请说出溶液剂的 3 个特征。

（唐永安）

实验六十四　混悬剂的制备

一、实验目的

（1）掌握混悬液的一般制法,包括亲水性药物和疏水性药物。
（2）掌握混悬剂质量评定方法。
（3）熟悉根据药物性质选用合适的稳定剂。

二、实验原理

1. 混悬剂的概念和特征　混悬剂,全称为混悬型液体制剂,是指难溶性固体药物以细小的微粒（粒径大于 500 nm）分散在液体分散介质中形成的非均相分散体系。除去一般液体制剂的常见要求外,优良的混悬剂还应具有以下的质量要求：微粒外观细腻,分散均匀;微粒沉降较慢,下沉的微粒经振摇后能迅速再次均匀分散,不应结成饼块;且微粒大小及液体的黏度,均应符合用药的要求,易于倾倒且分剂量准确;外用混悬剂应易于涂布,且不易被擦掉或流失。

2. 混悬剂制备原理　根据斯托克斯定律（Stokes law）$V=2r(\rho_1-\rho_2)g/9\eta$,为使药物颗粒沉降缓慢,应减小颗粒粒径,减小微粒与液体介质密度差或增大分散溶媒黏度,因此制备混悬剂,应先将药物研细,并加入助悬剂如天然胶类、合成的天然纤维素类、糖浆等,以增加黏度,降低沉降速度。此外,还加入表面活性剂降低微粒的表面自由能,使体系稳定,表面活性剂又可以作为润湿剂,可有效地使疏水性药物被水润湿,从而克服微粒由于吸附空气而漂浮的现象（如硫黄粉末分散在水中）。也可以加入适量的絮凝剂（与微粒表面所带电荷相反的电解质）使微粒ζ电位降低到一定程度,则微粒发生部分絮凝,随着微粒的总表面积减小,表面自由能下降,混悬剂相对稳定,且絮凝所形成的网状疏松的聚集体使沉降体积变大,振摇时易再分散。有的产品为了增加混悬剂的流动性,可以加入适量的与微粒表面电荷相同的电解质（反絮凝剂）,使ζ电位增大,由于同性电荷相斥而减少了微粒的聚结,使沉降体积变小,混悬液流动性增加,易于倾倒,易于分布。

3. 混悬剂的配制方法　混悬剂的一般配制方法有分散法和凝聚法。
（1）分散法：将固体药物粉碎成微粒,再根据主药的性质混悬于分散介质中,并加入适宜的稳定剂。亲水性药物可先干磨至一定的细度,加蒸馏水或高分子溶液。水性溶液研磨时通常以药物 1 份,加 0.4～0.6 份液体分散介质为宜;遇水膨胀的药物配制时不采用加液研磨;疏水性药物可加润湿剂或高分子溶液研磨,使药物颗粒润湿,在颗粒表面形成带电的吸附膜,最后加水性分散介质稀释至足量,混匀即得。

(2) 凝聚法:将离子或分子状态的药物借助物理或化学方法在分散介质中凝聚成新相。化学凝聚法是两种或两种以上的药物分别制成稀溶液,混合并急速搅拌,使产生化学反应,制成混悬型液体制剂;也可以改变溶剂或浓度制成混悬型制剂,溶剂改变时的速度越剧烈,析出的沉淀越细,所以配制合剂时,常将酊剂、醑剂缓缓加入蒸馏水中并快速搅拌,使制成的混悬剂细腻,微粒沉降缓慢。

4. 炉甘石洗剂配制处方　详见表 5-3。

表 5-3　炉甘石洗剂的处方表

处方号组分(g)	1	2	3	4	5	6
炉甘石	3.0	3.0	3.0	3.0	3.0	3.0
氧化锌	1.5	1.5	1.5	1.5	1.5	1.5
液化酚	0.15	0.15	0.15	0.15	0.15	0.15
甘油	1.5	1.5	1.5	1.5	1.5	1.5
西黄芪胶	0.15					
羧甲基纤维素钠		0.15				
吐温-80			0.6			
三氯化铝				0.036		
枸橼酸钠					0.15	
蒸馏水(mL)	50.0	50.0	50.0	50.0	50.0	50.0

三、实验材料

1. 药品和试剂　炉甘石、氧化锌、液化酚、甘油、西黄芪胶、羧甲基纤维素钠、吐温-80、三氯化铝、枸橼酸钠、蒸馏水、乙醇。

2. 仪器和材料　天平 1 台、研钵 1 个、100 mL 量筒 1 个、漏斗 1 个、玻璃棒 10 根、100 mL 烧杯 10 个、滤纸 1 包、100 目筛 1 个、50 mL 有刻度试管 6 支。

四、实验流程图

稳定剂→加水→炉甘石和氧化锌→液化酚和甘油→加水定容。

五、实验操作

(1) 取用干净称量纸,置于天平上,清零后,用药勺取西黄芪胶。待实数稳定在 0.15 g

左右后,记录数据。

(2) 将称量好的西黄芪胶倒入研钵中,滴加乙醇数滴使药品润湿均匀,加蒸馏水 20 mL 于研钵中,研成胶浆。

(3) 用类似的方法,制备羧甲基纤维素钠、吐温-80、三氯化铝和枸橼酸钠的胶浆或者溶液。按处方称取 100 目筛的炉甘石、氧化锌 6 份,分别加入不同稳定剂形成的胶浆或者溶液中,研成糊状。

(4) 按处方加入液化酚和甘油,然后研匀,并加蒸馏水 50.0 mL。将以上 6 个处方的样品,分别倒入 6 个有刻度的试管中,塞住管口同时振摇相同次数,分别放置 10～120 min,记录各个时间的沉降体积(H_0 为初始总高度,H 为放置后的沉淀高度),计算各个放置时间的沉降体积比,$F = H/H_0$,并记录结果。

六、注意事项

(1) 实验中 6 号处方为对照组,1～5 号处方为实验组,为了使结果更有说服力,配制各处方样品时,应尽量使用相同的操作手法,如所有样品的加液量和研磨力应尽量与对照组保持一致。

(2) 记录样品的沉降体积时,所有样品应使用统一规格的带刻度的试管,使用试管上的体积刻度线(mL)记录高度。

七、思考题

(1) 请简要列出混悬剂的 3 项质量要求。

(2) 请简述混悬剂的配制原理。

(唐永安)

实验六十五 注射剂的制备和热原检查

一、实验目的

(1) 掌握用鲎试剂法检测注射剂热原的操作方法和要点。

(2) 掌握注射剂热原检查结果的判定方法。

(3) 学习热原和热原反应的概念。

二、实验原理

热原又称致热原,指注射后能引起人体特殊致热反应的物质,药剂学中是指微生物的代谢产物内毒素,主要成分为脂多糖。临床上在进行静脉滴注大量输液时,由于药液中含有热原,患者在 0.5~1 h 内出现寒颤、高热、出汗、昏晕、呕吐等症状,高热时体温可达 40℃,严重者甚至可致休克,这种现象称为热原反应。因此注射制剂出厂前要严格检查,不可含有热原。

热原的检测方法有家兔法和鲎试剂法。

鲎试剂为海洋节肢动物动物鲎的血液变形细胞溶解物的无菌冷冻干燥品,内含能被微量细菌内毒素激活的凝固酶原和凝固蛋白原。

常见内毒素检测方法有浊度法、显色法和凝胶法。浊度法是根据浊度变化而测定内毒素含量,显色法是利用凝固酶的特定底物显色来测定内毒素含量,这两种方法可以定量。凝胶法是根据鲎试剂与内毒素产生的凝集反应来定性或半定量内毒素的方法。凝固酶能使凝固蛋白原产生凝胶,可肉眼观察,不用特殊的仪器设备。

【处方】对乙酰氨基酚 0.5 g,甘露醇 1.92 g,蒸馏水 50 mL。

三、实验材料

1. 药品和试剂 鲎试剂(0.1 mL×10 支/盒,灵敏度 $\lambda=0.25$ EU/mL);EU=Endotoxin Unit 称为"内毒素单位",是将标准鲎试剂的最低促凝胶活性值定为内毒素单位 1 EU,专指内毒素的活性单位。细菌内毒素工作标准品(10 支/盒,效价 10 EU,1 盒)、对乙酰氨基酚原药、甘露醇、蒸馏水。

2. 仪器和材料 水浴锅、移液枪(100 μL,1 000 μL)、枪头、封口膜、玻璃棒、100 mL 烧杯(1 个)、50 mL 量筒(1 个)、磁力搅拌器、注射针管、0.22 μm 孔径和 25 mm 孔径微孔滤膜。

四、实验流程

(1) 注射剂制备:甘露醇溶于蒸馏水→加入对乙酰氨基酚、余下的蒸馏水→搅拌至澄清→溶液微孔滤膜过滤→得对乙酰氨基酚注射液。

(2) 热原检查

A 溶液 2 支:供试品溶液 0.1 mL 加 0.1 mL 鲎试剂溶液。

B 溶液 2 支:供试品溶液稀释内毒素 0.1 mL 加 0.1 mL 鲎试剂溶液。

C 溶液 2 支:蒸馏水稀释内毒素 0.1 mL 加 0.1 mL 鲎试剂溶液。

D 溶液 2 支:蒸馏水 0.1 mL 加 0.1 mL 鲎试剂溶液。

8 支样品→分别混匀→密闭→垂直放入 37±1℃水浴锅,保温→观察溶液澄清度变化→内毒素检测结果判断。

五、实验操作

1. 细菌内毒素限值(L)的测定　药品、生物制品的细菌内毒素限值(L)一般按以下公式确定：

$$L=K/M$$

式中，L 为供试品的细菌内毒素限值，一般以 EU/mL、EU/mg 或 EU/U（活性单位）表示；K 为人用每千克体重每小时最大可接受的内毒素剂量，以 EU/(kg·h) 表示，注射剂 $K=5$ EU/(kg·h)。

按《中国药典》规定，人用每千克体重每小时最大可接受的注射剂内毒素剂量 $K=5.0$ EU/(kg·h)，该注射剂人用每小时最大剂量为 250 mg，按成人 60 kg 的体重计算，则注射剂人用每小时每千克剂量 $M=250$ mg/(60kg·h)$=4.17$ mg/(kg·h)，该注射剂内毒素限值为 $L=K/M=1.2$ EU/mg，本着标准从严原则，确定本品内毒素限值(L)为 0.12 EU/mg。

2. 最大有效稀释倍数(MVD)的确定　最大有效稀释倍数是指在试验中供试品溶液被允许达到稀释的最大倍数(1→MVD)，在不超过此稀释倍数的浓度下进行内毒素限值的检测。用以下公式来确定 MVD：

$$MVD=cL/\lambda$$

式中，L 为供试品的细菌内毒素限值；c 为供试品溶液的浓度，当 L 以 EU/mg 或 EU/U 表示时，c 的单位为 mg/mL 或 U/mL，当 L 以 EU/mL 表示时，则 $c=1.0$ mg/mL。

如需计算在 MVD 时的供试品浓度，即最小有效稀释浓度，可使用公式 $c=\lambda/L$；λ 为在凝胶法中鲎试剂的标示灵敏度(EU/mL)，或是在光度测定法中所使用的标准曲线上最低的内毒素浓度。

根据供试品浓度及供试品内毒素限值($L=0.12$ EU/mg)，计算出当鲎试剂灵敏度 $\lambda=0.25$ EU/mL 时供试品的最大有效稀释倍数 MVD。

$$MVD=10\times0.12/0.25=4.8$$

3. 对乙酰氨基酚注射液配制

(1) 处方：对乙酰氨基酚 0.5 g，甘露醇 1.92 g，蒸馏水 50 mL。

(2) 配制方法：先将甘露醇溶于 25 mL 蒸馏水中，搅拌全溶后，再加入对乙酰氨基酚及 25 mL 蒸馏水，磁力搅拌，直至澄清。将搅拌后的溶液用注射针管及滤膜过滤，即得对乙酰氨基酚注射液。

4. 供试品溶液制备　将对乙酰氨基酚注射液稀释得到供试品溶液。注意稀释倍数不可超过 MVD（由于本实验配制的对乙酰氨基酚注射液浓度较小，稀释后可能引起实验现象不明显，故制备供试品溶液无须稀释）。

5. 内毒素检测　制备溶液 A、B、C、D。使用稀释倍数不超过 MVD 的供试品溶液制备溶液 A、B。每个编号的溶液做 2 个平行管。

A：供试品溶液。

B：供试品溶液稀释内毒素标准品制成的 2.0λ 浓度的内毒素溶液。

C：蒸馏水稀释内毒素标准品制成的 2.0λ 浓度的内毒素溶液。

D：蒸馏水。

在配制 B、C 管溶液时，务必注意：稀释内毒素标准品时应该严格按照说明书稀释，不可一次性直接加入所有溶剂。

取装有 0.1 mL 鲎试剂溶液的试管或复溶后的 0.1 mL/支规格的鲎试剂原安瓿 8 支，其中 2 支加入 A 溶液 0.1 mL，2 支加入 B 溶液 0.1 mL 作为供试品阳性对照管，2 支加入 C 溶液 0.1 mL 作为阳性对照管，2 支加入 D 溶液 0.1 mL 作为阴性对照管。将试管中溶液轻轻混匀后，封闭管口，垂直放入 $37\pm1\,℃$ 水浴锅中，保温 60 ± 2 min。保温和拿取试管过程应避免振动。

6. 内毒素检测结果的判断　将试管从恒温器中轻轻取出，缓缓倒转 180°，若管内形成凝胶，并且凝胶不变形、不从管壁滑脱者为阳性；未形成凝胶或形成的凝胶不坚实、变形并从管壁滑脱者为阴性。保温和拿取试管过程应避免受到振动，造成假阴性结果。

若阴性对照溶液 D 的平行管均为阴性，供试品阳性对照溶液 B 的平行管均为阳性，阳性对照溶液 C 的平行管均为阳性，试验有效。

若溶液 A 的两个平行管均为阴性，判定供试品符合规定。若溶液 A 的两个平行管均为阳性，判定供试品不符合规定。若溶液 A 的两个平行管中的一管为阳性，另一管为阴性，需进行复试。复试时溶液 A 需做 4 支平行管，若所有平行管均为阴性，判定供试品符合规定，否则判定供试品不符合规定。

六、注意事项

(1) 实验所用器皿需经处理除去可能存在的外源性内毒素，常用的方法是 250℃干烤至少 1 h，也可用其他适宜的方法。实验操作过程应防止微生物的污染。

(2) 检测时保温、拿取试管的过程应尽量避免振动以防止造成假阴性结果。

(3) 使用安瓿包装的鲎试剂在开启时应防止玻璃屑落入瓶内，开启安瓿后应马上使用。

(4) 凝胶保持时间在 2 min 左右，因此保温后，应尽快记录实验现象，防止凝胶消失。同时，应特别注意轻拿轻放，防止凝胶滑脱。

七、思考题

(1) 最大有效稀释倍数如何确定？用鲎试剂法检测时为何需要确定 MVD？

(2) 实验中供试品阳性对照如何设置？设置此对照目的是什么？

（3）试述热原检查的重要性，并结合"欣弗事件"，阐明注射剂生产过程中需要注意哪些质量问题？

（刘　扬）

实验六十六　普通片、缓释片的制备和质量评价

一、实验目的

（1）掌握片剂制备的处方设计及基本工艺过程。

（2）掌握片剂硬度、脆碎度、片重差异、崩解时限的检查方法。

（3）掌握片剂溶出度的测定方法与药物溶出规律分析方法。

（4）熟悉溶出仪的使用方法。

（5）了解单冲压片机的基本构造、使用和保养方法。

二、实验原理

1. 片剂的制备　片剂是指将药物与适宜的辅料通过制剂技术制成的片状制剂。片剂的制法分为直接压片法、半干式颗粒压片法、干法制粒压片法和湿法制粒压片法。除对湿、热不稳定的药物之外，多数药物采用湿法制粒压片法。其制备要点如下：

（1）原料药与辅料应混合均匀。含量少或含有剧毒药物的片剂，可根据药物的性质用适宜的方法使药物分散均匀。

（2）凡具有挥发性或遇热分解的药物，在制片过程中应避免受热损失。

（3）凡具有不适的臭味，或具有刺激性、易潮解或遇光易变质的药物，制成片剂后，可包糖衣或薄膜衣。一些遇胃液易破坏或需要在肠内释放的药物，制成片剂后应包肠溶衣。为减少某些药物的毒副作用，或延缓某些药物的作用，或使某些药物能定位释放，可通过适宜的制剂技术制成控制药物溶出速率的片剂。

缓释片制备的策略之一是利用亲水凝胶羟丙基甲基纤维素（HPMC）制备溶蚀性骨架片。亲水凝胶骨架片是骨架溶蚀和药物扩散的综合释药过程，且因药物水溶性的不同，释放机制也不同，水溶性大的药物主要以药物扩散为主，而水溶性较小的药物则以骨架溶蚀为主。本实验中 HPMC 用量增加时，可使片剂遇水后形成凝胶层的速率加快、厚度增加，而使水分向片芯渗透速率减小，以致片剂骨架溶蚀减缓、药物释放速率减慢；若在片剂处方中加入水溶性小分子乳糖，则在一定程度上可促使水分渗入片芯，加快片剂

溶蚀,从而加快释放速率。因此,可通过 HPMC、乳糖用量的改变来调节缓释片的药物释放速率。

2. 片剂的质量评价

(1) 片剂的质量检查:主要包括外观性状、片重差异、药物含量、硬度、崩解度、溶出度或释放度等。

(2) 片重差异:指按规定称量方法测得每片重量与平均片重之间的差异。

(3) 硬度:指片剂的径向破碎力,其常用单位为 N,采用硬度测定仪测定。在生产中随时监控的简便方法是:将片剂置于中指与食指之间,用拇指轻压,根据片剂的抗压能力,判断其硬度。

(4) 溶出度:普通片、缓释片等固体制剂均需要测定溶出度。溶出度,也称溶出速率或释放度,是指药物从片剂、颗粒剂等固体制剂在规定溶剂和条件下溶出的速度和程度。固体剂型的溶出过程可用 Noyes-Whitney 公式表示:

$$\frac{dC}{dt} = kS(C_s - C)$$

式中,dC/dt 为溶出速率(dissolution rate);S 为固体的表面积;C_s 为溶质在溶出介质中的溶解度(固体表面饱和层浓度);C 为 t 时间溶液主体中溶质的浓度;k 为溶出速度常数。

$$k = \frac{D}{Vh}$$

式中,D 为溶质在边界层中的扩散系数;V 为溶出介质的体积;h 为扩散层的厚度。

当 $C_s \gg C$ 时,Noyes-Whitney 方程可简化为

$$\frac{dC}{dt} = kSC_s$$

从上式可知,溶出速率与药物的溶出速率常数(k)、固体药物颗粒的表面积(S)和药物溶解度(C_s)成正比。增加药物的表面积和溶解度可提高药物的溶出速率。

3. 处方

(1) 阿司匹林普通片(100 片)的处方:乙酰水杨酸 10 g、玉米淀粉 30 g、10%淀粉浆适量、酒石酸 0.07 g、滑石粉 0.5 g。

(2) 阿司匹林缓释片(100 片)的处方:乙酰水杨酸 65 g、HPMC K4M 6.0 g、乳糖 4.0 g、硬脂酸镁 0.6 g。

三、实验材料

1. 药品和试剂 乙酰水杨酸(阿司匹林原料药)、玉米淀粉(药用辅料)、酒石酸、滑石粉、羟丙甲纤维素(HPMC K4M)、乳糖、硬脂酸镁、75%乙醇溶液、0.1 mol/L 氢氧化钠溶液、0.3 mol/L 硫酸铁铵指示剂、0.1 mol/L 盐酸溶液。

2. 仪器和材料　BSA223S 分析天平(Starorious)；TDP 单冲压片机；冲头(5.5 mm 浅凹冲)；GRX-6 烘箱；乳钵(中号)，搪瓷盘 2 个(30 cm×40 cm)，不锈钢筛网(40 目、80 目)、尼龙筛网(14 目、16 目、18 目)等；752 型紫外分光光度计，YPD-350N 型片剂硬度测定仪，RCZ-1B 单杯药物溶出仪，0.8 μm 微孔滤膜，200 mL 烧杯 2 个，片剂崩解时限测定仪。

四、实验流程

1. 阿司匹林普通片的制备流程　称量→10%淀粉浆制备→软材的制备→制粒和整粒→压片。

2. 阿司匹林缓释片的制备流程　称量→原料药粉碎与过筛→软材的制备→制粒和整粒→压片。

3. 片剂的质量检查流程　片剂的质量检查→片剂差异测定、硬度测定、脆碎度测定、崩解时间测定、溶出速率测定。

4. 片剂药物溶出速率的测定流程

1) 阿司匹林标准曲线的测定：配制阿司匹林标准溶液→配制不同浓度阿司匹林溶液并调节 pH→测定吸光度→计算标准曲线方程。

2) 阿司匹林普通片溶出速率(或阿司匹林缓释片释放度)测定：调节溶出仪水温→加盐酸溶出介质至溶出杯→调节转速→加入片剂→启动电机并开始计时→取样→样品吸光度测定→数据处理。

五、实验操作

1. 阿司匹林普通片的制备

(1) 阿司匹林普通片处方(100 片)：乙酰水杨酸 10 g、淀粉 30 g、10%淀粉浆适量、酒石酸 0.07 g、滑石粉 0.5 g。

(2) 10%淀粉浆的制备：将 100 mL 含有 0.2 g 酒石酸的煮沸蒸馏水加到 10 g 淀粉中，搅拌，即可制得 10%的淀粉浆。

(3) 制粒与压片：研碎乙酰水杨酸，过 80 目筛，称量 10 g 乙酰水杨酸，与 30 g 淀粉混匀，加 10%淀粉浆制成软材。将软材过 16 目筛制粒，颗粒于 40～60℃干燥 30 min 后，再经 14 目筛整粒。将整粒后得到的颗粒与 1.5 g 滑石粉混合，混匀后压片。采用 10 mm 冲模压片，调节片重至约 400 mg，调节压力为 30～50 N。

2. 阿司匹林缓释片的制备

(1) 阿司匹林缓释片处方(100 片)：乙酰水杨酸 10 g、HPMC K4M 6.0 g、乳糖 4.0 g、75%乙醇溶液适量、硬脂酸镁 0.6 g。

(2) 制粒与压片：研碎乙酰水杨酸原料药，过 80 目筛，分别称量乙酰水杨酸 10 g、HPMC K4M 6.0 g、乳糖 4.0 g、硬脂酸镁 0.6 g。将原料药粉末与 HPMC K4M 混合均匀，加适量润湿剂 75%乙醇,制备软材。采用 16 目筛制粒,将湿颗粒置于 40~60℃干燥。约干燥 40 min 后,采用 14 目筛整粒,并将整粒后得到的颗粒与 0.6 g 硬脂酸镁混合,混匀后压片。采用 6 mm 冲模压片,调节片重至约 200 mg,调节压力为 50~80 N。

3. 片剂的质量检查

(1) 片重差异测定:首先需要取样 20 片,精密称定总重,求得平均片重;再分别称定各片的重量,计算各片与平均片重的片重差异百分比。

(2) 硬度测定:将药片垂直固定在片剂硬度测定仪两柱之间,其中活动柱杆借助弹簧沿水平方向对片剂径向加压,当片剂碎裂时,当活动柱杆的弹簧停止加压时,仪器仪表盘所显示的压力即为片剂的硬度。

(3) 脆碎度检查:片重为 0.65 g 或以下者取若干片,使其总重约为 6.5 g;片重大于 0.65 g 者取 10 片。用吹风机吹去片剂脱落的粉末,精密称重,置圆筒中,转动 100 次。取出,同法除去粉末,精密称重,减失重量不得过 1%,且不得检出断裂、龟裂及粉碎的片。本试验一般仅做 1 次。如减失重量超过 1%时,应复测 2 次,3 次的平均减失重量不得过 1%,并不得检出断裂、龟裂及粉碎的片。

(4) 崩解时间测定:采用篮法测定崩解时间,取阿司匹林片置于崩解仪的玻璃管中,吊篮浸入规定的液体介质中按一定的频率和幅度做往复运动(每分钟 30~32 次),崩解液体介质调恒温至(37±0.5)℃。从片剂置于玻璃管时为开始计时,至片剂全部崩解成碎片并全部通过玻璃管底部的筛网为止,该时间即为片剂的崩解时间。

(5) 阿司匹林标准曲线的制作步骤为:① 精密称取乙酰水杨酸 250 mg 于 500 mL 量瓶中,加水适量,在 40~50℃水浴中加热,振摇使溶解,冷却至室温,再加水至刻度。② 精密吸取上述溶液 1.0 mL、2.0 mL、3.0 mL、4.0 mL、5.0 mL 分别置于 50 mL 量瓶中,各加蒸馏水约 25 mL。③ 用 0.1 mol/L 氢氧化钠溶液调 pH 至 9~10,在沸水浴中加热 5 min,冷却后用 0.1 mol/L 盐酸溶液调 pH 为 2~3,加 5 滴 0.3 mol/L 硫酸铁铵指示剂,用蒸馏水稀释至刻度。④ 以分光光度计于(530±2)nm 波长处测定吸收值,所得数据经线性回归分析处理,得阿司匹林标准曲线方程。

(6) 阿司匹林普通片溶出速度的测定步骤为:① 调节溶出仪水浴水温为(37±0.5)℃恒温。② 准确量取 1 000 mL 0.1 mol/L 盐酸溶液为溶出介质,预热至 37℃,倒入测定仪的烧杯中,置于恒温水浴中恒温,待测定用。另外,用烧杯盛装 200 mL 0.1 mol/L 盐酸溶液于恒温水浴中保温,作补充介质用。③ 调节转篮转速为 100 r/min。取阿司匹林普通片 6 片,分别精密称定,装入 6 个转篮中,介质接触到片剂后立即启动电机,同时开始计时。④ 按表 5-4 中的取样时间,分别吸取溶出液 8 mL(取样位置应在转篮顶端至液面的中点,距溶出杯内壁 10 mm 处),同时补入介质 8 mL。⑤ 将溶出液立即用微孔滤膜过滤,取滤液 5 mL 置于 50 mL 量瓶,加蒸馏水约 25 mL,余操作同(5)中的步骤③。⑥ 将上述测得的吸光度值代入操作(5)所得标准曲线的回归方程,计算溶出药物浓度 $C_溶$(mg/mL),填于表 5-4 中。采用类似方法,测定阿司匹林缓释片的释放速度,结果填入表 5-5。

表 5-4 阿司匹林普通片溶出速度测定结果

取样时间(min)	2	4	6	10	20	30	40	50
吸光度								
$C_溶$(mg/mL)								
累积溶出百分率(%)								

表 5-5 阿司匹林缓释片释药速度测定结果

取样时间(min)	30	60	120	180	240	300	360
吸光度							
$C_溶$(mg/mL)							
累积溶出百分率(%)							

(7) 计算累积溶出百分率,绘制溶出曲线,拟合释放曲线,并分析药物释放规律。

六、注意事项

(1) 黏合剂用量要恰当,使软材达到"以手握之可成团块、手指轻压时又能散裂而不成粉状"为度。再将软材挤压过筛,制成所需大小的颗粒,颗粒应以无长条、块状和过多的细粉为宜。

(2) 缓释片硬度对释药速率有直接影响,本实验将硬度控制在 50~80 N 为宜。

(3) 在样品溶出的实验中,转速要稳定、一致。取样点、时间和量都要精确、一致,要控制过滤速度,用 0.8 μm 孔径的微孔滤膜过滤,在 30 s 内完成。

七、思考题

(1) 过筛制粒压片的工艺流程是哪几个步骤?

(2) 引起片重差异超限的原因有哪些?

(3) 在粉体中加入硬脂酸镁的目的是什么?

(邓益斌)

实验六十七　膜剂的制备

一、实验目的

(1) 掌握膜剂的制备方法和操作要点。

(2) 熟悉膜剂的特点,成膜材料的种类和性能。

(3) 了解膜剂制备时易出现的问题与解决办法。

二、实验原理

1. 含义　膜剂是将药物溶解或均匀分散在成膜材料中制成的薄膜状剂型。可供口服、口含、外用(如皮肤、黏膜)及植入用等。其外观应完整光洁,厚度一致,色泽均匀,无明显气泡。膜剂的重量差异、含量均匀度、微生物限度检查应符合药典规定。

2. 制备要点　水溶性药物可与增塑剂、着色剂及表面活性剂一起加入成膜材料浆液中,搅拌使溶解;非水溶性药物,应研成极细粉或制成微晶,与甘油或吐温-80研磨均匀后再分散于胶液中。涂膜后应根据药物及溶剂的性质采用适当的方法干燥。

3.【处方】

养阴生肌散	0.5 g	吐温-80	3 滴
蒸馏水	25.0 mL	PVA(1788)	5.0 g
甘油	0.5 mL		

三、实验材料

1. 药品和试剂　85%乙醇溶液、液状石蜡、养阴生肌散,吐温-80,PVA(1788),蒸馏水。

2. 仪器和材料　烘箱 1 台、50 mL 烧杯 1 个、研钵 1 个、50 mL 三角烧瓶 1 个、玻璃板(5 cm×20 cm)2 块。

四、实验流程

(1) PVA 加 85%乙醇溶液浸泡过夜→过滤,沥干,烘干→PVA,加蒸馏水溶化→PVA 溶液。

(2) 养阴肌散、甘油、吐温-80,加 PVA 溶液→研匀→涂膜→检查外观→称重、计算重量差异。

五、实验操作

(1) 取 PVA 加 85%乙醇溶液浸泡过夜,滤过,沥干,重复处理 1 次,倾出乙醇,将

PVA 于烘箱 60℃烘干,备用。

(2) 称取上述 PVA 5.0 g 置于三角烧杯中,加蒸馏水 25 mL,水浴加热使之溶化成胶液,补足水分,备用。

(3) 称取养阴生肌散(过七号筛)0.5 g,于研钵中,加甘油 0.5 mL、吐温-80 3 滴,继续研匀,缓缓将 PVA 加入,研匀,供涂膜用。

(4) 取玻璃板(5 cm×20 cm)2 块,洗净,干燥,用 75%乙醇溶液揩擦,再涂擦适量液状石蜡。用吸管吸取上述药液 7.5～10 mL,注入玻璃板上,摊匀,水平晾至半干,于烘箱 60℃烘干。小心揭下药膜,封装于塑料袋中,即得。

六、注意事项

(1) 该制剂使用的成膜材料为 PVA(1788),其分子量较大(74 500～79 200),溶解速度较慢。但其黏性较大,成膜性和脱膜性较好。制备 PVA 胶液时,应先加适量的水,使其溶胀,然后置 70～80℃的水浴加热使溶解。

(2) 常用刮板法制备小剂量膜剂;操作要点:成膜材料的制备过程中搅拌溶解的操作要缓慢,保证材料的充分溶解而又不引入太多气泡;涂布操作,用力要均匀,以保证膜表面完整光洁,厚度一致;注意膜剂制备过程中温度要控制好,干燥时间要适宜。

(3) 处方中的甘油是增塑剂,使膜柔韧性好,表面光滑,并有一定的抗拉强度;辅料有成膜材料、表面活性剂、填充剂、着色剂等。

(4) 成膜材料的制备时,给予充足的时间让其自然溶胀充分,加速溶解时避免搅拌,亦让其自然溶解完全;加药物进成膜材料中时,搅拌要缓慢,以免产生气泡;涂膜时不得搅拌,温度要适当,若过高可造成膜中发泡。

(5) 膜剂质量出现异常原因及相应的解决办法见表 5-6。

表 5-6　膜剂质量出现异常原因及相应的解决办法对应表

常 见 问 题	产 生 原 因	解 决 办 法
药膜不易剥落	① 干燥温度太高 ② 玻璃板等未洗净	① 降低干燥温度 ② 涂润滑油或加少量脱膜剂
药膜表面有不均匀的气泡	开始干燥时温度太高	① 开始干燥时温度应在沸点下 ② 通风干燥
药膜走油	① 油含量太高 ② 成膜材料选择不当	① 降低油含量 ② 用填料吸收油后再制膜 ③ 更换成膜材料
药粉从成膜材料中脱落	固体成分含量太多	① 减少粉末含量 ② 增加增塑剂用量
药膜太脆或太软	① 增塑剂太少或太多 ② 药物与成膜材料发生了化学反应	① 增加或减少增塑剂用量 ② 更换成膜材料

常见问题	产生原因	解决办法
药膜中有粗大颗粒	① 涂膜液未经过滤 ② 制膜时已溶的药物从浆液中析出	① 制膜前将浆液应滤过 ② 采用研磨法制备
药膜中药物含量不均匀	① 浆液久置,药物沉淀 ② 不溶性成分粒子太大	① 浆液混匀排气泡后及时制膜 ② 药物研匀

七、思考题

(1) 膜剂制备常用的辅料是什么?

(2) 制备膜剂过程中应注意什么?

(3) 请介绍膜剂在中药的有哪些应用?

（刘 扬）

实验六十八 微丸的制备

一、实验目的

(1) 掌握微丸的两种制备方法、操作要点和原理。

(2) 熟悉设备调试及保养。

(3) 通过粒度分布和圆整度的测定评价两种方法制备微丸的效果。

二、实验原理

微丸是指药物和辅料组成的直径小于 2.5 mm 的圆球状实体,通常由丸芯和外包裹的薄膜衣组成。丸芯粒径很小,一般为 $80\sim200\,\mu m$,外观很圆,微丸一般为 $500\sim1\,000\,\mu m$。用于丸芯的辅料主要有稀释剂和黏合剂,用于薄膜衣的辅料有膜材料、增塑剂,有时根据需要加入一定量的致孔剂、润滑剂和表面活性剂等,还可根据不同需要通过包衣层厚度或分组包衣,制成快速、慢速或控制释放药物的微丸,一般填充于硬胶囊中,或装袋后服用。它的特点是以每个小丸为一个释放单元,个别单元不规则的释药对一个剂量的释药行为影响不大。通过调整膜衣厚度和膜衣处方或分组膜衣处方,可很好地控制单个剂量的释药行为,降低产生突释的可能性。

微丸的制备方法有包衣锅滚制法、离心造粒法、挤出滚圆法、流化床喷涂法等。本实验主要介绍挤出滚圆法和相关设备的使用。

挤出滚圆法:将药物、辅料粉末加黏剂混合均匀,通过挤出机将其挤成圆条状,再于滚圆机中将圆柱形物料切割滚制成大小均匀规整的球形。用此法所得颗粒大小均匀、粒度分布窄、药物含量均匀。所需装置主要有挤出机和滚圆机。此法产量非常有限,挤出机将物料挤成圆条状是限速环节。

【处方】小檗碱 3.0 g、微晶纤维素 15.0 g、乳糖 12.0 g、25%乙醇溶液适量。

三、实验材料

1. 药品和试剂　微晶纤维素、小檗碱、乳糖、25%乙醇溶液、50%乙醇溶液。
2. 仪器和材料　挤出滚圆机、烘箱、天平、药筛。

四、实验流程

(1) 称取小檗碱、微晶纤维素和乳糖→混合均匀→加入25%乙醇溶液→混匀→制得软材。

(2) 设置挤出滚圆机的挤出速度和滚圆速度→软材投入加样漏斗→启动挤出机→圆柱形物料→加入于滚筒→启动滚圆机,制得球形微丸→放料(收集微丸)→关闭机器。

五、实验操作

1. 挤出滚圆法制备小檗碱微丸　按处方量称取小檗碱 3.0 g、微晶纤维素 15.0 g 和乳糖 12 g,混合均匀后,加入 25%乙醇溶液适量,混匀并制备软材。从控制面板上设置挤出速度和滚圆速度。将混合物料投入于加样漏斗,启动挤出机制成圆柱形物料。将所制得的圆柱形物料加入于滚筒中,启动滚圆机,制得球形微丸,放料。关闭机器。

2. 实验结果　将微丸的粒径分布情况填入表 5-7。

表 5-7　微丸的粒径分布

目　数	>80(目)	80~60(目)	60~40(目)	40~20(目)	<20(目)
粒径分布(%)					

六、注意事项

(1) 25%乙醇溶液作为润湿剂,用量多少直接关系微丸质量的好坏。若加入太多,则滚圆时易黏合形成大球,影响粒径均一度;若加入太少,则所得微丸呈哑铃形,影响所制微丸的圆整度;在滚圆时可用 50%乙醇溶液作为润湿剂;每次实验操作完毕之后记住要清理好仪器。

（2）因为微丸包衣造粒机采用380 V电压供电,所以在使用仪器时务必注意用电安全。在每次正式开始操作之前,一定要认真检查各个阀门、开关和各部件,在确保机器正常运转后方可开始实验。

（3）空压机使用与保养:① 首次使用应由专业人员调试,并在油箱中注入足够量的机油。在以后使用中应保持机油量足够达到指示量量标处,并每5 000 h更换一次机油。空压机的转动是有方向的,使用前一定要点动开关观察其旋转的方向性,一定要按机器上所指箭头方向旋转,如果反转,应将插头或插座三项火线中任意两线调换位置,或请专业电工处理。② 使用前应先关闭储气仓下边的排污阀,启动空压机,连接管路。③ 使用完毕后将储气仓压力放至0.2 atm(20.265 kPa)以下,打开排污阀,将剩余气体和污水一并排净。

七、思考题

（1）影响成丸的主要因素有哪些?

（2）微丸在应用上有何特点? 有哪些制备方法?

（3）请介绍微丸制剂在新药研发中有哪些优缺点?

（刘 扬）

实验六十九 软膏剂的制备

一、实验目的

（1）掌握不同类型基质软膏的制备方法。

（2）根据药物和基质的性质,了解药物加入基质中的方法。

（3）了解软膏剂的质量评定方法。

二、实验原理

软膏剂是药物与适宜基质均匀混合制成的外用半固体剂型。基质占软膏的绝大部分,它除起赋形剂的作用外,还对软膏剂的质量起重要作用。

常用的软膏基质可分为三类。① 水溶性基质:水溶性基质是由天然或合成的高分子水溶性物质所组成。常用基质物质有甘油明胶、聚乙二醇等。② 油脂性基质:此类基质包括烃类、类脂及动植物油脂。此类基质除凡士林等个别品种可单独作为软膏基质外,其他基本都是混合应用。③ 乳剂型基质:系由半固体或固体油溶性成分、水(水溶性成分)和乳化剂制备而成。

本实验采用水杨酸为药物,制成不同类型的软膏。

1. 油脂性基质

【处方】水杨酸 0.75 g　　　　　凡士林 15 g

2. 水溶性基质

【处方】水杨酸 1.3 g　　　　甘油 3.0 g　　　　羧甲基纤维素钠 1.2 g
　　　　蒸馏水加至 20 g

3. W/O 型乳剂基质

【处方】水杨酸 1.0 g　　　　液状石蜡 9.0 g　　　甘油 3.0 g
　　　　OP 乳化剂 0.1 g　　　司盘-80 0.1 g　　　单硬脂酸甘油酯 2.5 g
　　　　尼泊金乙酯 0.001 g　　蒸馏水 4.0 mL　　　石蜡 1.0 g

4. O/W 型乳剂基质

【处方】水杨酸 2.0 g　　　　羊毛脂 0.4 g　　　　硬脂酸 4.8 g
　　　　三乙醇胺 0.16 g　　　吐温-80 0.04 g　　　凡士林 2.4 g
　　　　单硬脂酸甘油酯 1.4 g　蒸馏水加至 40 mL

三、实验材料

1. 药品和试剂　水杨酸、凡士林、羊毛脂、硬脂酸、吐温-80、司盘-80、液状石蜡、石蜡、琼脂、三乙醇胺、单硬脂酸甘油酯、甘油、OP 乳化剂、羧甲基纤维素钠、蒸馏水、尼泊金乙酯。

2. 仪器和材料　研钵 1 个、水浴锅 1 个、试管 4 支、蒸发皿 1 个、50 mL 烧杯 1 个。

四、实验流程

制备基质→加入主药→混合均匀。

五、实验操作

1. 油脂性基质的制备　凡士林水浴熔化,后取出置于室温,待温度大约降至 60℃,边加水杨酸边搅拌(或研磨)至凝固。

2. 水溶性基质的制备　将羧甲基纤维素、甘油同时置于研钵中研匀,后加入蒸馏水溶解,加蒸馏水至 20 g,最后少量多次加入水杨酸,即得。

3. W/O 型乳剂基质的制备　将甘油、蒸馏水置于蒸发皿内,加热至 70~80℃;将单硬脂酸甘油酯、液状石蜡、石蜡、OP 乳化剂和司盘-80 等混合,加热至 70~80℃使熔化。将水相缓缓加到油相中,不断搅拌至冷凝;将研细的水杨酸分次加入上述基质研匀即得。

4. O/W 型乳剂基质的制备　凡士林、硬脂酸、羊毛脂、单硬脂酸甘油酯置于蒸发皿中,水浴加热至 80℃,得油相;另将三乙醇胺、吐温-80、蒸馏水置于烧杯中,水浴加热至80℃。将水相缓缓倒入油相,水浴,不断搅拌至乳白色半固体状,室温下搅拌至冷凝,分次加入水杨酸,混匀即得。

六、注意事项

(1)采用乳化法制备乳剂型基质时,油相和水相应分别于水浴加热,将温度保持在80℃。

(2)将水相缓缓加入油相溶液中,务必边加边顺向搅拌。若不是沿一个方向搅拌,往往难以制得合格的乳剂基质。

七、思考题

(1)O/W 型乳剂基质中加凡士林除作为油相成分外,有何医疗作用?

(2)O/W 型乳剂基质常用哪几种乳化剂?

(柯亨特)

实验七十 栓剂的制备

一、实验目的

(1)掌握熔融法制备栓剂的特点和适用情况。

(2)了解各类栓剂基质的特点和适用情况。

二、实验原理

栓剂是指药物与适宜基质制成的供腔道给药的固体制剂。栓剂中的药物与基质应均匀混合,且无刺激性,外形完整光滑,塞入腔道内能够软化,或融化并与分泌液混合释放出药物,产生局部或全身作用。

栓剂常用基质有水溶性基质和油脂性基质两类。栓剂的制法有冷压法(挤压法)和热熔法 2 种。注意水溶性基质的栓剂多采用热熔法制备。

为保证在栓剂处方的设计和制备中确定基质用量和保证剂量准确性,常需预先测定药物置换价。置换价系指药物的重量与同体积基质的重量之比。药物在栓剂基质中占有一定的比例,不同的栓剂处方,用同一模型所制栓剂体积是相同的,但其重量则随基质与药物密度的不同而有区别。根据置换价可对药物置换基质的重量进行计算。

    1. 甘油栓(3 枚量)

【处方】甘油 8.0 g   硬脂酸 0.8 g   蒸馏水 1.0 g   干燥碳酸钠 0.2 g

    2. 阿司匹林栓剂(10 枚量)

【处方】阿司匹林 3.0 g   半合成脂肪酸酯 适量

三、实验材料

    1. 药品和试剂   甘油、碳酸钠、硬脂酸、液状石蜡、半合成脂肪酸酯、阿司匹林、蒸馏水。

    2. 仪器和材料   子弹型栓模、蒸发皿、水浴锅、乳钵、小刀、天平。

四、实验流程

    制备基质→加入主药→混合均匀→趁热注入模具→冷却→启模→包装。

五、实验操作

    1. 甘油栓   将 Na_2CO_3 与蒸馏水置蒸发皿中,加甘油混合后,水浴加热,边搅拌边缓缓加入硬脂酸细粉,待沸腾停止、溶液澄明,将所得溶液注入涂过润滑剂即液状石蜡的子弹型栓模中,共注 3 枚,待冷却,用刀削去溢出部分,启模、取出即得。

    2. 阿司匹林的半合成脂肪酸酯的置换价测定

    (1) 制备纯基质栓:称取 7.5 g 半合成脂肪酸酯置蒸发皿中,水浴加热,使其熔化,倒入涂有润滑剂的栓剂模型中,冷却凝固后,用刀削去溢出部分,启模,得纯基质栓 5 枚,称重,计算每枚平均重 G(g)。

    (2) 制备含药栓:称取 3 g 阿司匹林置乳钵中研细,另取基质 6 g 置蒸发皿中,水浴加热至熔化。当基质熔化时,可停止加热,搅拌使全熔,接着将阿司匹林细粉加入,搅拌均匀,稍冷后注模,冷却凝固后,用刀削去溢出部分,启模,得含药栓 5 枚,称重,计算得每枚平均重 M(g)。每枚含主药量 W(g)。

    (3) 置换价的计算:利用置换价公式计算出阿司匹林的置换价 f:

$$f = \frac{W}{G-(M-W)}$$

再用置换价计算出制备含药栓需要的基质重量 x:

$$x = \left(G - \frac{y}{f}\right) \cdot n$$

式中,y 为处方中药物的剂量;n 为拟制备栓剂的枚数。

    3. 阿司匹林栓剂的制备   按照测算的阿司匹林的半合成脂肪酸酯的置换价,求出所需的基质量。将基质在水浴上熔化,稍冷后,加入研细的阿司匹林细粉,搅匀,注模即得。

六、注意事项

（1）制备甘油栓时，水浴要保持沸腾，蒸发皿应接触水面，并将硬脂酸细粉少量多次加入，使其与 Na_2CO_3 充分反应，直至沸腾停止、溶液澄明、皂化反应完全，才能停止加热。反应所产生的 CO_2 必须除尽，否则所制得的栓剂内将含有气泡有损美观。其化学反应式如下：

$$2C_{17}H_{35}COOH + Na_2CO_3 \rightarrow 2C_{17}H_{35}COONa + CO_2\uparrow + H_2O$$

（2）甘油栓中含有大量甘油（90%～95%），与钠肥皂混合凝结成硬度适宜的块状，两者均具有轻度致泻作用。

（3）甘油明胶由明胶、甘油和蒸馏水三者按一定比例组成。明胶需先用蒸馏水浸泡使之膨胀变软，再加热时才容易溶解。

（4）栓模内须预先涂润滑剂。润滑剂有两类：① 油脂性基质的栓剂：选用软肥皂、甘油各 1 份及 95% 乙醇溶液 5 份的混合液；② 水溶性基质的栓剂：用油类为润滑剂，如液状石蜡、植物油等。

七、思考题

（1）甘油栓的作用机制是什么？
（2）甘油明胶作为栓剂基质的特点是什么？

（柯亨特）

实验七十一　微囊的制备

一、实验目的

（1）掌握复凝聚法制备微型胶囊（简称微囊）的基本原理和方法。
（2）熟悉影响微囊成型的因素。
（3）了解制备微囊的常用方法。

二、实验原理

微囊剂系利用天然的或合成的高分子材料作为囊材，将固体或液体药物作为囊心物包裹成直径为 5～200 μm 的微小胶囊。另外，可将微囊根据临床需要而制成散剂、胶囊剂、片剂、注射剂及软膏剂等。

微囊的制作方法有多种,如单凝聚法、复凝聚法、界面聚合法和相分离法等,其中复凝聚法较为常用。其基本原理是:由于一些亲水胶体带有电荷,将两种或两种以上带相反电荷的胶体溶液混合,因电荷互相吸引交联形成正、负离子络合物而凝聚成囊。例如,阿拉伯胶带负电荷,而 A 型明胶在等电点以上(pH 7.0~9.0)时也带负电荷,故两者并不发生凝聚现象。若用醋酸调节 pH 至 A 型明胶等电点以下(pH 3.8~4.0),因此时明胶所带电荷转为正电荷,则可与带负电荷的阿拉伯胶相互凝聚。当溶液中存在药物时,上述混合物则包在药物粒子周围形成微囊,此时囊膜较松软。降低温度使之达到胶凝点以下,此时微囊逐渐胶凝、硬化,接着加入甲醛使囊膜变性固化。在降温过程中为以防微囊之间粘连,需不断搅拌,且搅拌速度应适中,以防微囊变形。最后用 20% 氢氧化钠溶液调节 pH 至 7.5~8.0,以增强甲醛与明胶的交联作用,使凝胶的网状结构孔隙缩小从而抗热。

【处方】液状石蜡 2.5 g　　　　阿拉伯胶 2.5 g　　　　明胶 2.5 g
　　　　10%醋酸溶液适量　　　37%甲醛溶液 1.3 mL　　20%氢氧化钠溶液适量

三、实验材料

1. 药品和试剂　液状石蜡、阿拉伯胶、明胶、10%醋酸溶液、37%甲醛溶液、20%氢氧化钠溶液、蒸馏水。

2. 仪器和材料　磁力搅拌器、烧杯(500 mL)、研钵、离心机、水浴锅、显微镜、pH 试纸。

四、实验流程

液状石蜡乳剂的制备→混合→调节 pH→固化→过滤→称重。

五、实验操作

1. 液状石蜡乳剂的制备　将 50 mL 蒸馏水预热至 60℃,取阿拉伯胶 2.5 g 溶于其中,接着加入 2.5 g 液状石蜡后于研钵中快速研磨乳化成乳,同时在显微镜下观察是否形成乳剂。

2. 混合　将上述液状石蜡乳转至 500 mL 烧杯中,置于 50℃恒温水浴。另取 50 mL 5%明胶溶液(取明胶 2.5 g 定容至 50 mL 制得),预热至 50℃后,边搅拌边将其加入至液状石蜡乳中,测定混合液的 pH。

3. 调 pH　边搅拌边缓慢加入 10%醋酸溶液调节混合液 pH 至 3.8~4.0,即得微囊液。

4. 固化　在不断搅拌下,将加热至 40℃的 200 mL 蒸馏水加至微囊液中,停止水浴,自然冷却至 32~35℃时加入冰块,不断搅拌使其温度骤降至 5~10℃,加入 37%甲醛溶液 1.3 mL(用蒸馏水稀释1倍),搅拌 15 min,再用 20%氢氧化钠溶液调节其 pH 至 7.5~8.0,继续搅拌 45 min,取样在显微镜下观察,同时绘图记录微囊的外形及大小。

5. 过滤　将微囊液进行离心,收集微囊,称重(湿重)。

六、注意事项

（1）由于生产方法的不同，明胶有 A 型和 B 型之分，A 型明胶的等电点为 pH 7.0～9.0，B 型明胶的等电点为 pH 4.8～5.2。制备微囊所用的明胶为 A 型。

（2）用 10％醋酸溶液调节 pH 时，应逐滴滴入，特别是当 pH 接近 4 时更应小心，并随时取样在显微镜下观察微囊的形成。

（3）甲醛可使囊膜的明胶变性固化。甲醛用量的多少能影响明胶的变性温度，亦即影响药物的释放快慢。

（4）当温度降至接近凝固点时，微囊易粘连，故应不断搅拌并用适量水稀释。

（5）用 20％氢氧化钠溶液调节 pH 至 7.0～8.0 时，可增强甲醛与明胶的交联作用，使凝胶的网状结构孔隙缩小，提高热稳定性。

七、思考题

（1）微囊的特点是什么？

（2）绘图说明在调节 pH 前后显微镜观察到的混合药液的变化情况，并说明变化原因。

（柯亨特）

实验七十二　微球的制备

一、实验目的

（1）掌握交联固化法制备苯巴比妥钠微球的方法。

（2）了解制备微球剂的基本原理。

二、实验原理

微球剂是指将药物分散在适宜的高分子材料中制成的微型球状制剂。微球的粒径范围在 1～500 μm，但一般较小（1～3 μm）。

微球剂的制备方法有多种。常见的有乳化分散法（加热固化法、交联剂固化法和溶剂挥发法）、凝聚法和聚合法等。交联固化法的基本原理是将药物与适宜的高分子材料（如白蛋白溶液），通过机械乳化法成一定大小的乳粒，然后加入交联剂使之固化成粒。

制备微球的常用材料有明胶、蛋白质类、聚乙二醇、聚乳酸、乙基纤维素等。可根据注射部位、栓塞部位和预期栓塞的时间、载药量等多种因素选取适宜的材料。明胶为非特异性蛋白,价廉易得,化学性质稳定,遇水不溶胀,固化后机械强度好,载药量较大,是较好的微球材料之一。

【处方】液状石蜡 50 mL   1%司盘-80 溶液适量   20%明胶溶液 5 mL
　　　　丙酮适量   氢氧化钠适量   40%甲醛溶液适量

三、实验材料

1. 药品和试剂 　 液状石蜡、20%明胶溶液、1%司盘-80 溶液、40%甲醛溶液、丙酮、氢氧化钠、石油醚。

2. 仪器和材料 　 磁力搅拌器、恒温水浴锅、烧杯(250 mL)、红外灯、显微镜、粒径仪、天平、酒精灯。

四、实验流程

乳液制备→洗涤→固化→粒度测定。

五、实验操作

1. 乳化 　 取液状石蜡 50 mL 置烧杯中,加入适量司盘-80(1%,W/V),预热至 60℃。将搅拌桨置于烧杯中央液面下 2/3 高处,将转速调节至约 400 r/min。另取 5 mL 的 20%(W/V)明胶溶液预热至 60℃,边搅拌边缓缓加入至液状石蜡中,继续搅拌 15 min 使充分乳化。

2. 洗涤 　 将所得乳液在搅拌下快速冷却至 5℃,抽滤,并用适量石油醚充分洗去微球表面的液状石蜡,抽干,转移至平皿上,使用少量丙酮分散后,于 40℃下利用红外灯照射挥发除去丙酮。

3. 固化 　 取干燥的微球细粒放置于装有 40%甲醛溶液的密闭容器中,微热,6 h 后取出,将残留甲醛挥发除去,即得明胶微球。

4. 粒度测定 　 取 3 mL 微球溶液样品,用粒度仪检测粒径大小及均匀程度,记录平均粒径和多分散性指数(polydispersity index,PDI)。

六、注意事项

(1) 本实验采用乳化法制备微球,须先制备 W/O 型乳浊液,故选择司盘-80 为乳化剂,用量为油相重量的 1%(w/v)左右。乳化剂用量不宜太少,否则形成的乳液会不稳定,在加热时易粘连。

(2) 乳化搅拌时间过长会导致分散液滴碰撞机会增加、液滴粘连而增大粒径。搅拌速度增加有利于减小微球粒径,但须保证不产生大量泡沫和漩涡。

(3) 适当降低明胶溶液浓度、升高温度,加快搅拌速度和提高司盘-80 的用量均可减小微球的粒径。在实验条件下,微球粒径范围在 2~10 μm。

（4）甲醛和明胶通过胺醛缩合反应使明胶分子相互交联，达到固化目的。交联反应在 pH 8.0～9.0 的条件下容易进行，所以为使交联完全可预先将明胶溶液调节至偏碱性。

（5）明胶微球完全交联固化时间在 12 h 以上。

（6）本实验系制备不含药明胶微球。制备含药微球时可将药物预先溶解后再加入明胶。

七、思考题

（1）影响微球粒径的主要因素有哪些？控制微球粒径对临床治疗有何意义？

（2）简述动态光散射测定粒径分布的原理。

（柯亨特）

实验七十三　胶束的制备和质量评价

一、实验目的

（1）掌握临界胶束浓度的测试方法。

（2）掌握胶束的评定方法。

（3）了解表面活性剂形成胶束的基本过程。

二、实验原理

1. 原理　表面活性剂是能使液体表面张力显著下降的物质，通常为具有两亲性结构的分子。常见的表面活性剂包括：阳离子表面活性剂、阴离子表面活性剂[如十二烷基硫酸钠（SDS）]和两性离子型表面活性剂。表面活性剂具有两亲性，因此会优先分布在水溶液的表面，并定向排列成为亲水基团朝向内部、疏水基团朝向外部的单分子层，导致溶液的表面张力下降，这体现了表面活性剂最基本的性质。随着表面活性剂浓度的增加，当液体表面不能容纳更多的表面活性剂分子时，剩余的表面活性剂就会进入溶液的体相中，自发聚集形成亲水基在外、疏水基在内的缔合体，这种缔合体称为胶束。表面活性剂在溶液中形成胶束的最低浓度称为临界胶束浓度（critical micelle concentration，CMC）。在 CMC 时，溶液表面张力基本达到最低值，而且溶液的多种物理性质如摩尔电导、黏度、渗透压、密度、光散射等会发生急剧变化。因此，可以利用这些性质与表面活性剂浓度之间的关系，测试表面活性剂的 CMC。但需要注意的是，温度、电解质浓度、pH 等因素对测定结果也会产生影响。

胶束是由表面活性剂分子有序排列自组装形成的热力学稳定胶状团聚体。在胶束中,亲脂尾端因疏水而聚于胶束内部,亲水头端则因极性而延伸向外部,并对胶束内部的疏水基团起到保护作用,因此胶束可以保护并递送疏水药物。胶束结构高度稳定,稳定的结构是胶束在体内递送的关键所在,并可以对胶束的形态进行设计实现药物的缓控释。另外,通过调节表面活性剂的浓度,可以获得不同形貌的胶束,如球形、圆柱形或者板状。

2. 处方 胶束的制备处方见表 5-8。

表 5-8 胶束的制备处方

处　　方	1	2	3	4	5	6	7	8	9	10	11	12
0.1 mol/L SDS 母液(mL)	1.0	2.0	2.5	3.0	3.5	4.0	4.5	5.0	5.5	6.0	6.5	7.0
蒸馏水(mL)	49.0	48.0	47.5	47.0	46.5	46.0	45.5	45.0	44.5	44.0	43.5	43.0
SDS 浓度(mmol/L)	2	4	5	6	7	8	9	10	11	12	13	14

三、实验材料

1. 药品和试剂 十二烷基硫酸钠(SDS)、蒸馏水、0.01 mol/L 氯化钾标准溶液。

2. 仪器和材料 天平 1 台、玻璃棒 1 根、100 mL 烧杯 1 个、100 mL 容量瓶 1 个、50 mL 容量瓶 12 个、超声清洗机 1 台、电导仪 1 台、激光粒度仪 1 台。

四、实验流程

1. SDS 的 CMC 测试 SDS→加水→稀释成不同浓度溶液→测电导率→拟合结果计算的 CMC。

2. SDS 胶束粒径测试 装样→输入样品名→运行程序测试→测试不同浓度样品→记录结果→关机。

五、实验操作

(1) 用天平称取干燥的 SDS 2.884 g,转入烧杯中,加水,放入超声水浴中使固体溶解,转入 100 mL 的容量瓶中,定容后超声处理作为母液。

(2) 取 1.00 mL 母液加入 50 mL 容量瓶中,加水定容,超声处理 5 min。浓度 2 mmol/L。使用类似方法配制其他浓度的 SDS 溶液:4 mmol/L、5 mmol/L、6 mmol/L、7 mmol/L、8 mmol/L、9 mmol/L、10 mmol/L、11 mmol/L、12 mmol/L、13 mmol/L、14 mmol/L。

(3) 依次用蒸馏水和 2 mmol/L SDS 溶液清洗电导池和电导电极各 3 次。再加装 2 mmol/L SDS 溶液,测试电导率。使用类似方法测试其他浓度 SDS 溶液的电导率:4 mmol/L、5 mmol/L、6 mmol/L、7 mmol/L、8 mmol/L、9 mmol/L、10 mmol/L、11 mmol/L、12 mmol/L、13 mmol/L、14 mmol/L。

（4）用去离子水冲洗电导池和电导电极。测试结束把电极浸泡在蒸馏水中。根据测试结果，画图计算临界胶束浓度。

（5）将激光粒度仪先开机预热 20 min。取干净的样品池，加入 1.0 mL 4 mmol/L 的 SDS 溶液，放入激光粒度仪的样品槽中。样品池放入机器前，需要擦干样品池外侧的液体。

（6）输入样品名字，使用默认程序测试粒径分布。

（7）比较 4 mmol/L、8 mmol/L、12 mmol/L 的 SDS 溶液的外观和粒径分布结果。

六、注意事项

（1）温度会影响胶束的 CMC，所有实验和测试尽量在 25℃条件下进行。

（2）测试电导率和粒径分布时，换样品后需要先用蒸馏水清洗样品池，再用待测样品润洗样品池，然后再加样品进行测试。

七、思考题

（1）请列出至少 3 种 CMC 的常用测试方法。

（2）请简述胶束的形成过程。

（3）请结合胶束的形成过程谈谈你对团队协作的理解。

（唐永安）

实验七十四　纳米粒的制备与质量评价

一、实验目的

（1）掌握白蛋白纳米粒的制备和载药方法。

（2）熟悉纳米粒的主要质量评价方法。

二、实验原理

1. 纳米药物载体简介　纳米粒是一种微粒制剂，也称为微粒给药系统（microparticle drug delivery system，MDDS），系指药物或与载体辅料经纳米化技术分散形成的粒径＜500 nm 的颗粒。仅由药物分子组成的纳米粒称纳晶或纳米药物，以白蛋白作为药物载体形成的纳米粒称白蛋白纳米粒，以脂质材料作为药物载体形成的纳米粒称脂质纳米粒。纳米粒通常具有以下优点：保护药物、避免降解，促进药物吸收，改善药物体内动力学行为,提高靶组织渗透及细胞摄取等。纳米粒可以通过实体瘤的高通性和滞留(EPR)效应靶向肿瘤,具有药物缓释、减毒增效的作用。

姜黄素是植物根茎中提取的一种二酮类天然化合物,具有良好的抗炎、抗凝、抗肿瘤、抗衰老等特性,同时其体内安全性良好。然而,姜黄素自身在水溶液中的溶解度很低,其口服生物利用度低,难以直接用于静脉注射给药,因此其临床应用受限。将姜黄素包载至纳米粒,可以克服其溶解度低、难以静脉给药的难题,还可以实现靶向药物递送及缓释效果。

白蛋白纳米粒是一种常用的纳米药物载体,已有紫杉醇白蛋白纳米粒等产品应用于肿瘤临床治疗。作为载体材料,白蛋白具有来源丰富、可生物降解、生物相容性好等优点,并能与紫杉醇等一类疏水性药物分子结合;同时,白蛋白能够在超声或高速剪切等作用下双硫键断裂产生巯基,并在氧化作用下重新形成新的二硫键,有利于药物包载及载药白蛋白纳米粒的稳定。白蛋白纳米粒的制备方法主要包括去溶剂法、乳化法、自组装法等。去溶剂法(desolvation)的原理是利用白蛋白在甲醇、乙醇、丙酮等有机溶剂和水溶液中理化性质的差异形成白蛋白纳米粒,其制备过程是将溶解药物的有机溶剂滴入至一定浓度白蛋白溶液,不断搅拌下随着白蛋白的溶解度下降而形成载药白蛋白纳米粒。为了进一步增强纳米粒的稳定性,还可以加入交联剂固化白蛋白,形成交联的白蛋白纳米粒。最后对纳米粒进行纯化,除去有机溶剂及未包载的药物等,获得载药白蛋白纳米粒。

2. 姜黄素白蛋白纳米粒的制备　本实验以牛血清白蛋白为载体材料、乙醇为有机溶剂、姜黄素为药物,通过去溶剂法制备载姜黄素白蛋白纳米粒,其形成过程如图5-1所示。首先,将姜黄素溶于乙醇,获得20 mg/mL姜黄素乙醇溶液;其次,配制10 mg/mL牛血清白蛋白水溶液,在不断搅拌下将0.5 mL姜黄素乙醇溶液滴加至5.0 mL白蛋白水溶液,然后采用高速剪切均质机在5 000 r/min下处理5 min;超滤离心后得到姜黄素白蛋白纳米粒混悬液,并对纳米粒粒径、粒径分布、混悬液姜黄素浓度进行初步表征,观察纳米粒混悬液丁达尔现象。

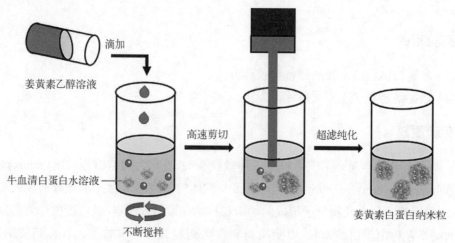

图5-1　姜黄素白蛋白纳米粒的制备过程示意图

三、实验材料

1. 药品和试剂　牛血清白蛋白、姜黄素、无水乙醇、0.5%吐温-80 PBS 缓冲溶液。

2. 仪器和材料　BSA223S 分析天平(Starorious)、磁力搅拌器、高速剪切均质机、马尔文 Zeta 电位/粒度分析仪、超滤管(截留分子量 100 kDa, Millipore)、高速离心机、紫外分光光度计、恒温摇床、激光笔、水系针头式一次性微孔滤膜(孔径为 0.45 μm)、透析袋(截留分子量为 8 000~14 000 Da)、2 mL 和 15 mL 离心管、20 mL 容量瓶 6 个、25 mL 移液管 1 根、洗耳球 1 个、激光笔 1 支。

四、实验流程

1. 白蛋白纳米粒的制备　制备姜黄素乙醇溶液→配制牛血清白蛋白水溶液→滴加溶液并高速剪切匀质→超滤离心得到纳米粒混悬液。

2. 白蛋白纳米粒的初步评价　激光笔照射并观察丁达尔现象→通过纳米粒径仪测定粒度和粒径分布→通过紫外分光光度计进行浓度表征→通过透析法检查载药纳米粒体外释放行为。

五、实验操作

1. 姜黄素白蛋白纳米粒的制备　称量 10 mg 姜黄素,溶于 0.5 mL 无水乙醇,获得 0.5 mL 浓度为 20 mg/mL 姜黄素乙醇溶液。称量 50 mg 牛血清白蛋白,溶于 5.0 mL 去离子水,获得浓度为 10 mg/mL 的牛血清白蛋白溶液 5.0 mL。在 500 r/min 磁力搅拌下,将姜黄素乙醇溶液滴加至牛血清白蛋白水溶液,然后采用高速剪切均质机在 5 000 r/min 下处理 5 min,得到混悬液。将混悬液置于超滤管(MWCO 100 kDa),以 8 000 r/min 转速离心 10 min,去除游离药物和白蛋白,得到姜黄素白蛋白纳米粒混悬液。

2. 姜黄素白蛋白纳米粒的初步评价

(1) 纳米粒混悬液丁达尔现象的观察:取制备的姜黄素白蛋白纳米粒混悬液 1.0 mL,置于 2.0 mL 透明离心管,采用激光笔照射透明离心管内混悬液,观察由纳米粒混悬液引起的丁达尔现象,也就是产生"光路"。

(2) 纳米粒粒径和粒径分布的测定:采用水系针头式一次性微孔滤膜(孔径为 0.45 μm)将 0.5 mL 纳米粒混悬液过滤,再加入 4.5 mL 去离子水,混合均匀后将其加入至样品池,测定纳米粒径及粒径分布。

(3) 纳米粒混悬液中姜黄素浓度的测定:精密称取姜黄素 40 mg 至 20 mL 的容量瓶中,用无水乙醇定容,于是得到 2.0 mg/mL 的姜黄素溶液。以此为母液,准确稀释为 100 μg/mL、200 μg/mL、500 μg/mL、1 000 μg/mL、1 500 μg/mL 姜黄素的一系列标准溶液,以无水乙醇为空白,采用紫外分光光度计在 419 nm 处测定这一系列浓度的姜黄素乙醇溶液的吸光度,以吸光度为纵坐标、姜黄素的浓度为横坐标,进行线性回归分析,获得姜黄素的标准曲线方程。

取 0.2 mL 姜黄素白蛋白纳米粒混悬液,采用无水乙醇溶解,在 3 000 r/min 离心 10 min 后取上清液,测定其在 419 nm 处吸光度,并根据姜黄素的标准曲线方程,进一步计算混悬液中姜黄素的浓度。

(4) 纳米粒体外释药行为考察:取纳米粒混悬液和游离姜黄素溶液各 1.0 mL,置于截留分子量为 8 000~14 000 Da 的透析袋并密封,将其转移至 15 mL 离心管,在离心管中加入 10 mL 含 0.5% 吐温-80 的 PBS 缓冲溶液(pH 6.8)作为释放介质。将离心管置于恒温振荡箱中,调节转速为 120 r/min、温度为 37℃。分别在 5 min、15 min、30 min、60 min、120 min 时取出离心管中全部溶液,再重新加入 10 mL 新释放介质溶液。采用上述紫外分光光度计法测定不同时间点释放介质中姜黄素的含量,并绘制释药曲线。

六、注意事项

(1) 配制牛血清白蛋白溶液时,搅拌强度适宜,避免产生大量泡沫。

(2) 高速剪切时,需选用合适容器,避免液体溅出或容器损坏。

(3) 制备好的白蛋白纳米粒混悬液,使用时需摇匀。

七、思考题

(1) 纳米粒因尺寸小而具有了独特的理化性质,是"量变引起质变"的体现,纳米粒的主要特点包括哪些?

(2) 纳米粒作为药物载体有哪些作用?

(3) 天然高分子材料纳米粒包括哪些?

(邓益斌)

实验七十五　脂质体的制备和质量评价

一、实验目的

(1) 掌握注入法和薄膜分散法制备顺铂脂质体的工艺。

(2) 掌握粒径、载药量、包封率的测定方法。

二、实验原理

1. 脂质体的制备　脂质体是一种人工细胞膜,它具有封闭的球形结构,可使药物被保护在它的结构中,发挥定向作用。特别适于作为抗癌药物载体,以改善药物的治疗作用,降低毒副作用等。

脂质体系由磷脂为骨架膜材及附加剂组成。用于制备脂质体的磷脂有天然磷脂,如豆磷脂、卵磷脂等;合成磷脂,如二棕榈酰磷脂酰胆碱、二硬脂酰磷脂酰胆碱等。磷脂在水中能形成脂质体是由其结构决定的。磷脂具有两条较长的疏水烃链和一个亲水基团。当较多的磷脂加至水或水性溶液中,磷脂分子定向排列,其亲水基团面向两侧的水相,疏水的烃链彼此对向缔合形成双分子层,并进一步形成椭圆形或球状结构——脂质体。

临床上,顺铂对卵巢癌、前列腺癌、睾丸癌、肺癌、鼻咽癌、食管癌、恶性淋巴瘤等多种实体肿瘤均能显示疗效,同时也表现出明显的肾毒性。本实验拟将顺铂制成脂质体制剂,以期降低毒性和提高疗效。

脂质体的制备方法有:薄膜分散法、注入法、挤压法、逆向蒸发法、化学梯度法等。本实验通过注入法或薄膜蒸发法制备顺铂脂质体。

2. 脂质体的评价 评价脂质体质量的指标有粒径、载药量和包封率等。

(1) 粒径:脂质体的粒径大小和分布均匀程度与其包封率和稳定性有关。若粒径小于 100 nm,则脂质体在血液内循环时间较长;若粒径大于 200 nm,则很容易被巨噬细胞作为外来异物而吞噬。通过动态光散射粒度仪检测脂质体的粒径大小和分布均匀程度。脂质体的形态为球形或类球形,应均匀分布,通过多分散性指数(PDI)进行表征,PDI 越小则越均匀。

(2) 载药量:载药量是指单位质量脂质体中所含药物的质量百分比。

$$载药量=脂质体中含药量/脂质体的总重量×100\%。$$

(3) 包封率:包封率是指被包裹的药物占药物总质量的百分比。它是脂质体质量控制的一个重要的指标,反映了药物被载体包封的程度。

$$包封率=脂质体中包封的药物含量/脂质体中包封和未包封的总药量×100\%。$$

【处方】顺铂 10 mg   DSPE-PEG 18 mg   无水乙醇 1.5 mL
　　　氯仿 15 mL   氢化大豆卵磷脂 108 mg   二硬脂酰磷脂酰甘油 2.5 mg
　　　胆固醇 适量   蒸馏水 适量

三、实验材料

1. 药品和试剂 氢化大豆卵磷脂、二硬脂酰磷脂酰甘油、甲氧基聚乙二醇二硬脂酰基磷脂酰乙醇胺(DSPE-PEG)、无水乙醇、顺铂、氢化大豆卵磷脂、胆固醇、氯仿、生理盐水、蒸馏水。

2. 仪器和材料 磁力搅拌恒温水浴锅、摇床、聚碳酸酯膜、旋转蒸发仪、涡旋振荡器、超声波清洗、动态光散射粒度仪、紫外-可见分光光度计、冷冻干燥机、烧瓶、离心机、0.22 μm

无菌过滤器。

四、实验流程

1. 脂质体的制备

(1) 注入法：称取原料→溶于乙醇→水浴搅拌→经聚碳酸酯膜挤压→摇床载药→经膜挤压得脂质体。

(2) 薄膜分散法：称取原料→溶于氯仿→旋蒸→加入顺铂→涡旋振荡→经膜挤压得脂质体。

2. 脂质体的评价　测定粒径和 PDI→测定载药量→测定包封率。

五、操作实例

1. 脂质体的制备

(1) 注入法：称取氢化大豆卵磷脂 108 mg、二硬脂酰磷脂酰甘油 54 mg、甲氧基聚乙二醇二硬脂酰基磷脂酰乙醇胺 18 mg，加入 1.5 mL 无水乙醇使之溶解，将所得类脂溶液缓慢注入 20 mL 水相中，设置水浴温度为 30℃，搅拌速度为 20 r/min，搅拌 40 min；用 100 nm 聚碳酸酯膜挤压 3 次，得到空白脂质体。将空白脂质体放入摇床预热 40 min，将 0.5 mL 顺铂(7.5 mg/mL)加入空白脂质体中，50℃条件下放置在摇床上载药 1 h，用 100 nm 膜挤压 3 次，分离游离药，浓缩，用 0.22 μm 无菌过滤器过滤，制备成顺铂脂质体混悬液。

(2) 薄膜分散法：将氢化大豆卵磷脂、胆固醇(摩尔比为 4∶2)置于烧瓶中，加入 15 mL 氯仿使其完全溶解，转移至旋转蒸发仪中；在 45℃水浴、100 r/min、减压的条件下使氯仿蒸干，在瓶壁形成一层磷脂薄膜。继续保持真空状态以除去残留溶剂。形成磷脂膜后，加入 9 mL 含有 9.0 mg 顺铂的生理盐水溶液，在 37℃、300 r/min 条件下恒温振荡器中水化 2 h。待水化完全后，使用涡旋振荡器涡旋振荡 5 min，100 W 超声 10 min，得到多层脂质体悬液。将所得脂质体混悬液进一步通过 450 nm、220 nm 和 80 nm 聚碳酸酯膜，依次挤压各 5 遍，即得顺铂脂质体。

2. 脂质体的质量评价

(1) 粒径：取适量顺铂脂质体样品，蒸馏水稀释一定倍数后取 3 mL，用动态光散射粒度仪检测粒径大小及均匀程度，记录平均粒径和 PDI。

(2) 载药量：取一定量超滤后的脂质体溶液，浓缩后用 DMSO 稀释一定倍数，用紫外-可见分光光度计对脂质体中的顺铂进行定量，再进行冻干；精密称取全部冻干粉的质量。通过公式计算载药量，公式如下：

$$载药量 = M/M_0 \times 100\%$$

式中，M 是脂质体中顺铂的质量，M_0 是脂质体冻干粉的质量。

(3) 包封率：取一定量制得的脂质体溶液，置于 15 mL 超滤管中，1 000 r/min 离心

10 min；再向管内加 1 mL 去离子水，继续离心 10 min；重复 3 次。精密量取上下层液体体积，稀释后并分别测定溶液中顺铂的含量。

$$包封率＝M_1/(M_1＋M_2)\times100\%$$

式中，M_1是超滤管上层液体中药物质量，M_2是超滤管下层液体中药物质量。

六、注意事项

（1）用薄膜分散法制备含药脂质体时，应注意正确称量，按标准规定控制温度，并蒸发溶媒直至除尽。控制旋转蒸发仪的旋转速度和真空度，以便成膜均匀。

（2）使用旋转蒸发仪减压蒸发时，要防止水循环真空泵的水倒灌。

（3）脂质体的质量检查方法应根据药物性质及要求进行测定。

七、思考题

（1）我国著名药剂学家顾学裘的脂质体相关研究于 1986 年获卫生部乙级科技成果奖，脂质体研究及药品生产处于领先地位，为脂质体医药应用的奠基人。请结合该研究说明提升科研原创能力对我国医药卫生发展的重要作用。

（2）简述脂质体的结构和组成。

（3）脂质体用于抗肿瘤治疗的优势有哪些？

（柯亨特）

实验七十六　药物制剂的稳定性加速试验

一、实验目的

（1）掌握药物制剂稳定性加速试验的原理及主要方法。

（2）掌握实验室加速试验测定稳定性的操作方法及注意事项。

二、实验原理

1. 药物制剂稳定性加速试验的目的　稳定性加速试验是在超常条件下进行的，目的是通过加快市售包装中药品的化学或物理变化速度来检查药品稳定性，对药品在运输、保存过程中可能会遇到的短暂的超常条件下的稳定性进行模拟考察，并初步预测样品在规定的贮存条件下的长期稳定性。

2. 稳定性加速试验方法　在稳定性加速试验放置条件下为期 6 个月的研究中，至少进行包括初次和末次的 3 个时间点（如 0、3、6 个月）的试验。根据研究开发的经验，预计稳定性加速试验结果可能会接近显著变化限度，则应在最后一个时间点增加样本数或在研究设计中增加第 4 个时间点。当稳定性加速试验结果产生了显著变化，则应进行中间放置条件试验。建议进行为期 12 个月的研究，其中至少包括初次和末次的 4 个时间点（如 0、6、9、12 个月）的试验。

三、实验材料

超净工作台中，准备玻璃瓶（4 mL/20 mL）12 个（3 个备用）、药勺、100 mL 容量瓶 4 个（1 个备用）、移液枪（可调微量）2 支、一次性移液枪头若干个、枪头若干个、缓冲溶液（分析用）。仪器：稳定性试验箱、天平、高效液相色谱、pH 计等。

四、实验流程

准备并称量样品→加速稳定性实验→样品测验→数据处理→结果判定。

五、实验操作

（1）按需要测试的时间点的数量，每个时间点准备一份样品，等质量称量相应份数的样品，将待测样品分别盛入玻璃瓶中。

（2）打开稳定性测试箱，将实验条件设定温度（T）为 40℃，相对湿度（RH）为 75%。将盛有样品的玻璃瓶敞口置于稳定性测试箱中。注意标注样品信息，如时间点。

（3）于相应的时间点，取出盛有样品的玻璃瓶，取出一部分样品用于化验实验。

（4）立刻将一定量的样品加入容量瓶中，加入缓冲溶液溶解稀释，取一定量用于化验分析，如高效液相色谱。样品处理和分析需要在取出样品后立刻进行。

（5）根据化验结果，当加速试验结果产生了"显著变化"，则应进行中间放置条件试验。建议进行为期 12 个月的研究，其中至少包括初次和末次的 4 个时间点（如 0、6、9、12 个月）的试验（试验方法同上）。

（6）通常，制剂的"显著变化"定义

1）含量较它的初始值变化了 5%，或用生物学或免疫学方法检测效价时不符合可接受标准。

2）任何降解产物超过了它的可接受标准。

3）外观、物理特性和功能性测试（如颜色、相分离、重新混悬能力、结块、硬度、每次给药剂量）。不符合可接受标准，然而，加速条件下有些物理特性的改变可以除外（如栓剂的软化、乳剂的熔化）。

4）pH 不符合可接受标准。

5）12 个剂量单位的溶出度不符合可接受标准。

六、注意事项

（1）保证样品暴露于稳定性测试环境条件。

（2）样品处理和分析需要在取出样品后立刻进行。

七、思考题

（1）稳定性加速试验相关条件有哪些？

（2）举例说明稳定性试验中的"显著变化"。

（3）你认为本试验如何体现"实事求是"精神及"社会主义核心价值观"？

（刘　帆）

第六部分

药物分析实验

实验七十七　分光光度法测定独一味胶囊中总黄酮的含量

一、实验目的

(1) 掌握用分光光度法测定中药制剂独一味胶囊中总黄酮含量。

(2) 熟悉紫外-可见分光光度计的使用方法。

二、实验原理

独一味胶囊由 1 000 g 独一味粉碎后加水煎煮 3 次，每次 1 h，合并煎液，滤过，滤液浓缩至适量，在 80℃以下干燥，粉碎，加入适量的淀粉，制成颗粒，干燥，装入胶囊，制成 1 000 粒，即得。

《中国药典》(2020 年版)收载的独一味胶囊中总黄酮的含量，采用紫外-可见分光光度法，以芦丁为对照品，标准曲线法进行测定。

芦丁($C_{27}H_{30}O_{16}$)；分子量为 610.52，黄色粉末或结晶粉末；无臭；略溶于冷水，溶于热水、乙醇；遇光变质；熔点为 176～178℃。

黄酮母核中含有碱性氧原子，一般又多带酚羟基，能和铝离子产生黄色配合物，加入亚硝酸钠和氢氧化钠，使在碱性溶液中呈红色，溶液在 500 nm 处有最大吸收，显色反应在 60 min 内稳定。用芦丁作为对照品，用硝酸铝作为黄酮类比色测定的显色剂，吸光度与芦丁的浓度呈线性关系，采用可见分光光度法(比色法)对黄酮进行了含量测定。本品每粒含总黄酮以芦丁计，不得少于 26 mg。

三、实验材料

1. 药品和试剂　独一味胶囊、芦丁对照品、5％亚硝酸钠溶液、10％硝酸铝溶液、氢氧化钠试液、70％乙醇溶液。

2. 仪器和材料　电子分析天平(0.1 mg)1 台、紫外-可见分光光度计 1 台、称量瓶若干、水浴锅 1 个、洗耳球 1 个、比色皿 1 个、5～10 mL 离心机 1 台、10 mL 移液管 2 根、1 mL 移液管 1 根、100 mL 量瓶 3 个、25 mL 量瓶 8 个、100 mL 量筒 1 个、锥形瓶 1 个、玻璃棒和一次性滴管若干根。

四、实验流程

1. 对照品溶液的制备　锥形瓶加芦丁对照品→加 70％乙醇溶液→水浴溶解→转入

容量瓶→定容→混匀。

2. 标准曲线的制备　分别取不同量的对照品溶液至各容量瓶→加水、亚硝酸钠溶液→放置→加硝酸铝溶液→放置→加氢氧化钠试液→加水至刻度→系列标准溶液。

3. 样品测定　取供试品→精密称重→计算平均装量→研磨成细粉→取适量精密称定→加70%乙醇溶液定容→摇匀→离心→取上清→稀释→测定→计算含量。

五、实验操作

1. 对照品溶液的制备　取芦丁对照品 0.2 g,精密称定,置 100 mL 称量瓶中,加 70%乙醇溶液 70 mL,置水浴上微热使溶解,放冷,加 70%乙醇溶液至刻度,摇匀。精密量取 10 mL,置 100 mL 称量瓶中,加水至刻度,摇匀,即得(每 1 mL 含芦丁 0.2 mg)。

2. 标准曲线的制备　精密量取对照品溶液 1 mL、2 mL、3 mL、4 mL、5 mL、6 mL,分别置 25 mL 量瓶中,加水至 6 mL,加 5%亚硝酸钠溶液 1 mL,混匀,放置 6 min,加 10%硝酸铝溶液 1 mL,摇匀,放置 6 min,加氢氧化钠试液 10 mL,再加水至刻度,摇匀,放置 15 min;以相应的溶液为空白。照紫外-可见分光光度法(通则 0401),在 500 nm 波长处测定吸光度,以吸光度为纵坐标、浓度为横坐标绘制标准曲线。用最小二乘法进行线性拟合,得 c 与 A 的线性回归方程及相关系数 R。

3. 样品测定　取装量差异项下的本品内容物,混匀,研细,取约 0.6 g,精密称定,置 100 mL 称量瓶中,加 70%乙醇溶液 70 mL,置水浴上微热并时时振摇 30 min,放冷,加 70%乙醇溶液至刻度,摇匀,取适量,离心,4 000 r/min,10 min,精密量取上清液 1 mL,置 25 mL 称量瓶中,照标准曲线制备项下的方法,自"加水至 6 mL"起,依法测定吸光度,从标准曲线上读出供试品溶液中芦丁的量,计算,即得。

本品每粒含总黄酮以芦丁计,不得少于 26 mg。

六、注意事项

(1) 实验证明,提取时间为 1.5 h,基本能提尽样品中黄酮。

(2) 本显色反应为配位反应,反应速度较慢,故每加入一种试剂后应充分振摇,以利于反应完全。

(3) 实验证明,样品显色后,在 30 min 内测定总黄酮含量,吸收度无明显改变。

(4) 加入各种试剂的顺序应按操作方法进行。

七、思考题

(1) 采用比色法测定总黄酮含量时,常用的对照品是什么?

(2) 常用于黄酮类化合物定量显色反应的试剂是什么?

(徐乃玉)

实验七十八　碘量法测定维生素 C 片剂的含量

一、实验目的

（1）掌握碘量法测定维生素 C 片剂中维生素 C 含量的原理和操作方法。

（2）掌握片剂含量测定结果的计算方法。

二、实验原理

维生素 C，又称 $L(+)$-抗坏血酸，化学名为 2,3,4,5,6-五羟基-2-己烯酸-4-内酯，分子式为 $C_6H_8O_6$，分子量为 176.12；理化性质为无色晶体，酸性，在溶液中会氧化分解；熔点 190～192℃；紫外最大吸收波长 245 nm。

维生素 C 分子中的烯二醇基具有还原性，能被 I_2 定量的氧化成二酮基。

1 mol 维生素 C 与 2 mol I 原子相当［《中国药典》(2020 年版)规定，1 个 I 原子为 1 mol］，所以碘滴定法测定维生素 C 的化学计量关系是 1∶2。

三、实验材料

1. **药品和试剂**　维生素 C 片、0.05 mol/L 碘标准溶液（又称碘滴定液）、0.5％淀粉溶液、稀醋酸溶液(6→50)。

2. **仪器和材料**　电子分析天平(0.1 mg)1 台、称量瓶若干个、25 mL 滴定管 1 根、50 mL 移液管 1 根、滤纸若干张、研钵 1 个、洗耳球 1 个、250 mL 碘量瓶 1 个、100 mL 容量瓶 1 个、100 mL 量筒 1 个、250 mL 烧杯 1 个、漏斗与漏斗架。

四、实验流程

20 片维生素 C 片→精密称定→研细→取适量于容量瓶→加新沸冷却的蒸馏水、稀醋酸→混匀→过滤→取续滤液加 0.5％淀粉指示液→用碘滴定液滴定→至稳定显蓝色。

五、实验操作

本片为白色或略带淡黄色片，含维生素 C 应为标示量的 93.0％～107.0％。

取本品 20 片，精密称定，研细，精密称取适量（约相当于维生素 C 0.2 g），置 100 mL 称量瓶中，加新沸冷却的蒸馏水 100 mL 与稀醋酸 10 mL 的混合液适量，振摇使维生素 C 溶解并稀释至刻度，摇匀，经干燥滤纸迅速滤过，精密量取续滤液 50 mL，加 0.5％淀粉指示液 1 mL,用碘滴定液(0.05 mol/L)滴定,至溶液显蓝色并持续 30 s 不褪。每 1 mL 碘滴定液(0.05 mol/L)相当于 8.806 mg 的维生素 C。

六、注意事项

(1) 维生素 C 的还原能力强而易被空气氧化、过滤、滴定等操作应迅速。滴定宜在酸性介质(稀醋酸)中进行,以减少副反应的发生。

(2) 溶解 I_2 时,应加入过量的 KI 及少量水研磨成糊状,使 I_2 完全生成 KI_3,使其溶解度增加,挥发性大为降低。

(3) 必须用新沸冷却的蒸馏水溶解样品,目的是减少蒸馏水中的溶解氧。

七、思考题

(1) 维生素 C 又称 $L(+)$-抗坏血酸,其分子中哪个羟基酸性最强?

(2) 维生素 C 易被氧化变色与其含有什么结构有关?

(徐乃玉)

实验七十九　3,5-二硝基水杨酸比色法测定糖的含量

一、实验目的

(1) 掌握 3,5-二硝基水杨酸(DNS)比色法测定糖含量的原理和过程。

(2) 了解糖含量测定的干扰因素。

二、实验原理

还原糖是指含自由醛基或酮基的单糖(如葡萄糖)和某些具有还原性的双糖(如麦芽糖)。它们在碱性条件下,可变成非常活泼的烯二醇,与氧化剂会发生氧化还原反应,烯二醇本身则被氧化成糖酸及其他产物。3,5-二硝基水杨酸试剂是黄色的,与还原糖在碱性条件下共热后,自身会被还原为棕红色的 3-氨基-5-硝基水杨酸(图 6-1)。在一定范围内,反应液里棕红色物质颜色深浅程度与还原糖的含量成一定比例关系,在波长为 520 nm 处测定溶液的吸光度,查对标准曲线并计算,便可求得样品中还原糖的含量。

对于非还原性的双糖(如蔗糖)及还原性很小的多糖(如淀粉),应先用酸水解法将它们彻底水解成单糖。再借助于测定还原糖的方法,可推算出总糖的含量。由于多糖水解

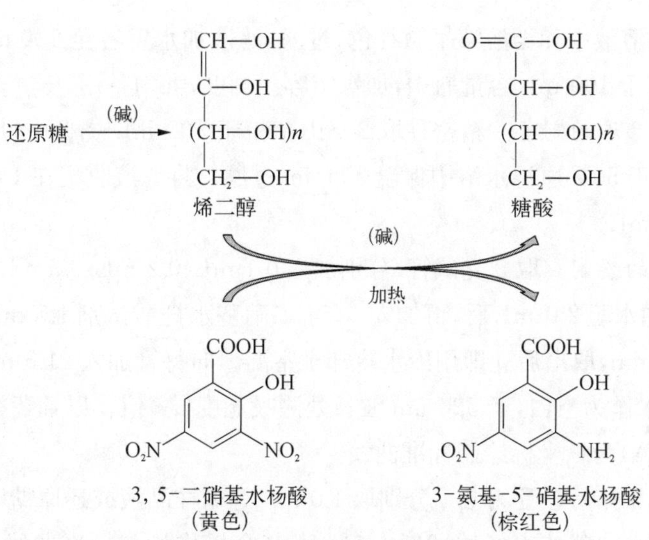

图 6-1　还原糖的氧化还原反应

时,在每个单糖残基上加了一分子水,因而在计算时,须扣除加入的水量,当样品里多糖含量远大于单糖含量时,则比色测定所得总糖含量应乘以折算系数$(1-18/180=0.9)$,即得比较接近实际的样品中总糖含量。

三、实验材料

1. **药品和试剂**　无水葡萄糖(AR)、山芋粉、3,5-二硝基水杨酸试剂、6 mol/L 盐酸溶液、10%氢氧化钠溶液、酚酞指示剂、碘-碘化钾溶液、蒸馏水。

2. **仪器和材料**　紫外-可见分光光度计 1 台、恒温水浴锅 1 个、过滤装置 1 套、天平 1 台、100 mL 容量瓶 4 个、10 mL 移液管、100 mL 烧杯 1 个、100 mL 锥形瓶 1 个、试管 6 支、白瓷板 1 块。

四、实验流程

葡萄糖标准溶液的配制→总糖样品液的制备→还原糖样品液的制备→标准曲线的绘制→总糖和还原糖的含量测定。

五、实验操作

1. **葡萄糖标准液的制备**　精密称取预先在 105℃ 干燥至恒重的无水葡萄糖 100 mg。用少量蒸馏水溶解后,定量转移至 100 mL 容量瓶中,再加水定容至刻度,摇匀,即得浓度为 1.0 mg/mL 的标准溶液。

2. **总糖样品液的制备**　精密称取 1 g 山芋粉,置锥形瓶中,加入 6 mol/L 盐酸液 10 mL 和蒸馏水 15 mL。在沸水浴中加热 0.5 h,取出 1～2 滴置于白瓷板上,加 1 滴碘-碘化钾溶液检查水解是否完全。如已水解完全,则不呈蓝色。冷却后加入 1 滴酚酞指示剂,以 10％氢氧化钠溶液中和至溶液呈微红色,过滤,滤液加水定容至 100 mL。再精确吸取上述溶液 10 mL 于 100 mL 容量瓶中,加水定容至刻度,混匀备用。

3. 还原糖样品液的制备　精密称取 2 g 山芋粉于 100 mL 烧杯中,加 50～60 mL 蒸馏水调成糊状。于 50℃恒温水浴中保温 20 min,过滤。将滤液收集在 100 mL 容量瓶中,加水定容至 100 mL。

4. 标准曲线的绘制　取 5 支试管,分别加入 0.1 mL、0.2 mL、0.5 mL、1.0 mL、2.0 mL 葡萄糖标准液,加水至 2.0 mL 后,再加入 3,5-二硝基水杨酸试剂 1.5 mL,混合均匀。在沸水浴中加热 5 min,取出后立即用冷水冷却至室温。向每管加入 21.5 mL 蒸馏水,摇匀。用 2.0 mL 蒸馏水作为空白,于 520 nm 波长处测吸光度(A)值。以葡萄糖质量(mg)为横坐标,以吸光度(A)为纵坐标绘制标准曲线。

5. 总糖和还原糖的含量测定　分别取 1.0 mL 总糖样品液或还原糖样品液,加入蒸馏水 1.0 mL 和 3,5-二硝基水杨酸试剂 1.5 mL,其余操作均与标准曲线的制作相同。以 2.0 mL 蒸馏水作空白对照,平行测定 3 份样品液。根据样品的吸光度平均值在标准曲线上查出相应的糖量,用公式计算出山芋粉中还原糖与总糖的百分含量。

$$还原糖含量(\%)=\frac{C_X \times D}{W_X} \times 100\%$$

$$总糖含量(\%)=\frac{C'_X \times D}{W_X} \times 100\%$$

式中,C_X 和 C'_X 分别为样品水解前和水解后的还原糖浓度,D 为样品溶液的稀释体积,W_X 为样品称取量。

六、注意事项

(1) 称量要准确,以准确的质量和浓度代入计算。
(2) 加 3,5-二硝基水杨酸试剂后,一定要混合均匀。
(3) 标准曲线制作与样品测定应同时进行显色,并使用同一空白调零点和比色。

七、思考题

(1) 多糖液在沸水浴中加热后立即用冷水冷却至室温的目的是什么?
(2) 复杂事物通过特定手段获得较为简单的物质,通过分析简单物质从而推断出复杂事物的某些特性,即化繁为简。本实验将大分子糖链水解成小分子单糖,通过测定单糖含量确定糖总含量,化繁为简的策略在生物大分子领域还有哪些案例?请举例说明。

(欧阳艺兰)

实验八十 Folin-Wu 法测定血糖的含量

一、实验目的

(1) 掌握可见分光光度计的使用方法。

(2) 掌握无蛋白质血滤液的制备。

(3) 熟悉福-吴氏(Folin-Wu)法测定血糖含量的原理和方法。

二、实验原理

1. 血糖　血中的葡萄糖称为血糖。葡萄糖是人体的重要组成成分,也是能量的重要来源。正常人体每天需要很多的糖来提供能量,为各种组织、脏器的正常运作提供动力。正常人血糖的产生和利用处于动态平衡的状态,维持在一个相对稳定的水平。

2. Folin-Wu 法测定血糖含量的原理　血液中的葡萄糖在加热条件下,可将硫酸铜中二价铜还原为氧化亚铜。氧化亚铜可以将磷钼酸还原成蓝色钼酸,而蓝色的深度与葡萄糖的浓度成正比,故而可以用比色法实现葡萄糖的定量测定。

每 100 mL 血液中所含葡萄糖的毫克数＝(测定管 A_{420} nm/标准管 A_{420} nm)

×标准葡萄糖的毫克数×100/0.1

三、实验材料

1. 药品和试剂　10％钨酸钠溶液、1/3 mol/L 硫酸溶液、标准葡萄糖溶液、0.025 mol/L 硫酸铜试剂、0.4 mol/L 磷钼酸试剂、兔血(已加入草酸钾)、蒸馏水。

2. 仪器和材料　100 mL 烧杯 2 个、15 mL 试管 1 支及试管架 1 个、1 mL 奥氏吸管 1 个、10 cm 表面皿 1 个、6 mm×300 mm 玻璃棒 1 根、25 mL 血糖管 3 支、9 cm 直径漏斗 1 个、直径 11 cm 滤纸若干张、剪刀 1 把。

四、实验流程

溶解抗凝血→1/3 mol/L 硫酸溶液→10％钨酸钠溶液→收集滤液→配制及煮沸→流水冷却→磷钼酸试剂→吸光度测量→血糖浓度计算。

五、实验操作

1. 制备无蛋白质血滤液　取一支试管加入 7.5 mL 蒸馏水,用奥氏吸管量取 0.5 mL 抗凝血,小心擦去管外血液后于试管底部缓慢放出血液。吸取试管内蒸馏水吹洗管数次后,充分摇匀,使得血液完全溶解(注意,不要使血液黏附于奥氏吸管量管壁)。在试管中加入 1/3 mol/L 硫酸溶液 1 mL 并振摇,放置 5 min;在试管中加入 10% 钨酸钠溶液 1 mL,边加边摇,放置 5 min;过滤,收集滤液备用。若滤液不清应反复过滤直至滤液澄清。至此,所制无蛋白质血滤液为稀释 20 倍的无蛋白质血滤液,即每毫升血液相当于含血 0.05 mL。过滤时应当在漏斗上盖一表面皿防止水分蒸发。

2. 血糖测定前处理　取血糖管 3 支,分别标号空白管、标准管、测定管。3 个血糖管分别加入 2.0 mL 0.025 mol/L 硫酸铜试液。空白管加入 2.0 mL 蒸馏水,标准管加入 2.0 mL 标准葡萄糖溶液,测定管加入 2.0 mL 无蛋白质血滤液。三管混匀后于沸水中煮 8 min,勿摇动取出后用流水进行冷却处理。将水浴后的 3 个血糖管取出各加入 0.4 mol/L 磷钼酸试剂 2.0 mL 及蒸馏水 19 mL,充分混匀。

3. 血糖的测定与计算　使用分光光度计测定 3 个血糖管内溶液在 460 nm 处的吸光值,并带入公式计算。

六、注意事项

(1) 血液是复杂的混合物,含有多种可能对血糖测定存在干扰的物质。因此在实验时,需要先使用钨酸钠对血液进行处理,得到无蛋白质血滤液,然后再利用 Folin-Wu 法测定血液中的葡萄糖。

(2) 在测定过程中,由于空气中的氧对氧化亚铜会产生再氧化作用从而影响测定结果,实验中一般采用特制的 Folin-Wu 血糖管作为反应的容器。该血糖管有一细颈,可以有效减少血样与空气的接触。

七、思考题

(1) 分光光度计由哪些部分组成?

(2) 过滤操作时有哪些注意事项?

(3) 本实验中哪些操作不当会导致测得的血糖含量偏低?

(张秀莉)

实验八十一 索氏提取法测定粗脂肪的含量

一、实验目的

（1）掌握用索氏提取法测定粗脂肪含量的原理和操作。

（2）熟悉重量分析的基本步骤。

二、实验原理

1. 粗脂肪 脂肪广泛存在于许多植物的种子和果实中，其含量可以作为鉴别一些植物品质优劣的指标，而粗脂肪则是包含脂肪及其他溶于乙醚、石油醚等有机物质，如叶绿素、胡萝卜素、有机酸、树脂、脂溶性维生素等物质，故称粗脂肪。

2. 粗脂肪的提取原理 将去皮花生仁捣碎作为实验样品，称量 2～4 g 样品装入折好的滤纸斗中，将开口折起封死后放入索氏提取器中，通过有机溶剂回流和虹吸原理，可以连续循环地萃取易溶于石油醚的脂肪、叶绿素、有机酸等物质。

3. 粗脂肪的提取方法 索氏提取法，又名连续提取法、索氏抽提法，是从固体物质中萃取化合物的一种方法。一方面，利用粗脂肪与其他物质的溶解性不同将之提取；另一方面，溶剂回流和虹吸原理，使固体物质每一次都能为纯的溶剂所萃取，所以萃取效率较高。

三、实验材料

1. 药品和试剂 花生仁、石油醚。

2. 仪器和材料 电子天平 1 台、恒温水浴锅 1 个、电热鼓风干燥箱 1 个、250 mL 索氏提取器 1 套（包括提取瓶/收集瓶、提取管、冷凝器）、15 cm 不锈钢镊子 1 把、标准铁架台 1 个、直径 11 cm 滤纸若干张、250 mL 圆底烧瓶 1 个、250 mL 锥形瓶 1 个（作为回收瓶）、14 cm 药勺 1 把、研钵 1 个。

四、实验流程

花生仁样品处理→组装仪器及装配药剂→水浴加热提取 2～4 h→粗产品分离及试剂回收→粗脂肪洗涤→干燥称重→计算。

五、实验操作

1. 取样 将数粒花生仁去皮，在研钵中捣碎作为实验样品。称量 2～4 g 样品装入折好的滤纸斗中,将开口折起封好,调整高度后放入抽提管中。

2. 提取　将索氏提取器安装到提取管部分,向提取管中缓慢倒入石油醚,直至液面到达虹吸管上弯头部。待石油醚因为虹吸效应流入收集瓶后,再向提取管中倒入石油醚,使其液面达到第一次液面的一半。继续安装好索氏提取器剩余部分,检查完毕后将提取仪的圆底烧瓶放入80℃水浴锅中,提取2~4 h,记录每次虹吸所需时间和虹吸次数。

3. 回收石油醚　提取完成后,当石油醚在提取管中的液面即将达到虹吸管的上弯头处时,从水浴锅中取出索氏提取器,室温冷却5~10 min,取下圆底烧瓶并换成回收瓶,倾斜装置使提取管中石油醚虹吸进回收瓶,再换回烧瓶,继续放入水浴锅中加热直至冷凝管下端无石油醚滴下。再用上述倾斜装置的方法将剩余的石油醚回收入回收瓶。

4. 后处理及含量计算　将烧瓶放入120℃的电热鼓风干燥箱中烘15 min,取出冷却后称重。再将其洗净,烘干,冷却称重,得粗脂肪质量后带入公式计算:

$$样品粗脂肪含量(\%)=(粗脂肪的质量/样品质量)\times100\%$$

六、注意事项

(1)石油醚为易燃有机溶剂,实验室应保持通风,并禁止任何明火。

(2)提取器、有机溶剂都需要进行脱水处理。

(3)试样粗细度要适宜。

(4)索氏提取仪各部件接口切勿涂抹凡士林,以免引起重量上较大的正误差。

七、思考题

(1)粗脂肪中主要有哪些成分?

(2)索氏提取器由哪些玻璃仪器组成?

(3)哪些操作不当会导致所得粗脂肪含量偏小?

(张秀莉)

实验八十二　分光光度法定量测定核酸

一、实验目的

(1)掌握紫外分光光度仪的操作方法。

(2) 熟悉紫外吸收法定量分析核酸的方法。

(3) 了解紫外吸收法定量分析核酸的原理。

二、实验原理

核酸分子中的嘌呤环和嘧啶环的共轭双键具有吸收紫外光的性能,最大吸收波长为 260 nm。核酸在 260 nm 的吸光度值与其浓度在一定范围内成正比关系,这是进行定量分析的依据。

三、实验材料

1. 药品和试剂 标准 RNA 样品(3 μg/mL)、待测 RNA 溶液(0~0.6 μg/mL)、蒸馏水。

2. 仪器和材料 1 mL 试管 7 支、5 mL 移液管 2 根、1 mL 比色皿 1 个、紫外分光光度计 1 台。

四、实验流程

标准样品准备→绘制标准曲线→核酸分析样品准备→吸光度读取→核酸浓度计算。

五、实验操作

(1) 取 7 支试管、2 根移液管(分别为 1 mL 和 5 mL),按照表 6-1 加样。

表 6-1 试管内加入样品表

试 管	1	2	3	4	5	6	7
标准 RNA 溶液(mL)	0	0.1	0.2	0.4	0.6	0.8	1
蒸馏水(mL)	5	4.9	4.8	4.6	4.4	4	4

(2) 混匀后以 1 号管为空白,在 260 nm 处测定光吸收值 A,以溶液的浓度为横坐标、A 值为纵坐标,在坐标纸上绘出标准曲线,理论上它应该是一条直线。

(3) 用试管取 6 mL 左右待测的 RNA 样品溶液,仍以 1 号试管为空白,分别在 260 nm 和 280 nm 处测定光吸收值(A),用 A_{260} 在标准曲线上查出待测的 RNA 样品溶液的浓度。并计算 A_{260}/A_{280} 比值大于 2.0,表示待测的 RNA 样品纯度很高。

六、注意事项

(1) 由于蛋白质含有芳香族氨基酸,故也能吸收紫外光,通常吸收峰在 280 nm 处,在 260 nm 处的吸收值仅为核酸的十分之一或更低,若样品中蛋白质含量较低时对核酸的定量结果影响不大,但若蛋白质浓度过高,会影响核酸含量测定,故应除去蛋白质的干扰。

（2）DNA 的 A_{260}/A_{280} 的值应在 $1.7\sim1.9$，若比值高于 1.9，表示样品中有 RNA 残留，若比值低于 1.7，表明样品中有蛋白质残留。RNA 的 A_{260}/A_{280} 的值应在 $1.9\sim2.1$，若比值小于 1.8，表示样品中蛋白质杂质较多；若比值大于 2.2，则表明 RNA 发生了降解。

七、思考题

（1）简述分光光度法的主要特点。

（2）列举可以鉴定出 RNA 样品中是否混有少量 DNA 的方法。

（张海洋）

实验八十三　双向纸层析法分离氨基酸

一、实验目的

（1）掌握双向纸层析法分离混合氨基酸的操作方法。

（2）了解纸层析和双向纸层析的原理。

二、实验原理

纸层析是以滤纸作为载体，用一定的溶剂系统展开，使混合样品达到分离、分析目的的层析方法。此法可用于定性，亦可用于分离制备微量样品。

纸层析的原理是分配层析。滤纸是载体，纸纤维上吸附的水分为固定相，展开剂为流动相。一定的物质在两相间有固定的分配系数，因而在恒定条件下，各物质有固定的 R_f 值。

$$R_f = \frac{\text{原点至纸层析斑点中心点的距离}}{\text{原点至溶剂前沿的距离}}$$

试样在固定相水与流动相展开剂之间连续抽提，依靠溶质在两相间的分配系数不同，因而 R_f 不同，从而达到分离的目的。

采用纸层析分离开混合物，对于层析溶剂有一定的要求：

（1）被分离物质在该溶剂系统中 R_f 在 $0.05\sim0.8$，各组分之 R_f 值相差最好能大于 0.05，以免斑点重叠。

（2）溶剂系统中任一组分与被分离物之间不能起化学反应。

（3）被分离物质在溶剂系统中的分配较恒定，不随温度而变化，且易迅速达到平衡，这样所得斑点较圆整。

纸层析操作按溶剂展开方向可分为上行、下行和径向 3 种。氨基酸分离一般用上行法。上行法又分单向法和双向法。成分较为简单的样品采用单向法分离。在单向时斑点重叠分离不开时,在其垂直方向用另一种溶剂系统展开,称为双向纸层析法。双向法可分辨十几种以上的样品。

本实验采用双向纸层析法,用 2 种展开系统分离多种氨基酸混合样品。

三、实验材料

1. 药品和试剂

(1) 显色剂 0.1%(W/V)茚三酮丙酮溶液。

(2) 溶剂系统包括:第一相为正丁醇:88%甲酸:水=15:3:2(V/V);第二相为正丁醇:吡啶:95%乙醇:水 = 5:1:1:1(V/V)。

(3) 测试样品为标准氨基酸混合溶液:Leu、Val、Phe、Pro、Ala、Asp、His、Ser 各 100 mg溶于 50 mL 0.01 mol/L 盐酸中;8 种单个氨基酸溶液。

2. 仪器和材料　圆筒形层析缸、培养皿、喉头喷雾器、点样毛细管、电吹风、层析滤纸(12 cm×12 cm)、铅笔、尺、烘箱。

四、实验流程

点样→用第一相层析溶剂展开→吹干→用第二相溶剂在垂直方向展开→吹干→显色→烘干→测量各斑点及溶剂前沿至原点的距离→计算各氨基酸的 R_f 值。

五、实验操作

1. 点样　取层析滤纸(12 cm×12 cm)1 张,在距纸边 1.2 cm 处画一基线。再将纸转90°,距纸边 1.2 cm 处作一线与上线垂直。以点样毛细管吸取混合氨基酸溶液,点与二线交点处,点的直径控制在 2 mm 左右,不可过大。待样品干燥后再点 1 次。滤纸上点样斑点干燥后,把滤纸卷成圆筒形,纸的两边以丝线相连,但不可重叠相碰。

2. 展开　在圆筒形层析缸中平稳地放入装有第一相层析溶剂的培养皿。将圆筒形滤纸放入,点样一端接触溶剂,以点样处不浸入溶剂为准。待溶剂自下而上均匀展开,在溶剂到达距纸边 0.5 cm 处取出滤纸,悬挂于室温中,用电吹风充分吹尽溶剂。然后裁去未走过溶剂的滤纸边缘,将滤纸转 90°,卷成如前圆筒状,放入盛第二相溶剂的层析缸内展开,操作同上。

3. 显色　用喉头喷雾器将 0.1%(W/V)茚三酮溶液均匀地喷在滤纸上,然后悬滤纸于 65℃烘箱内,烘 20 min,即可看到紫红色氨基酸斑点,将图谱上的斑点用铅笔圈出,测量各斑点及溶剂前沿至原点的距离。

六、注意事项

（1）点样时，每点1次一定要吹干后再点第2次，点样次数视样品溶液的浓度而定。

（2）显色剂0.1%（W/V）茚三酮溶液对体液（如汗液等）均能显色，故整个实验操作应戴手套进行。

（3）烘箱加热温度不可过高，且不可有氨的干扰，否则图谱背景会泛红。

（4）第一相溶剂最好在使用前再按比例混合，否则会引起酯化，影响层析效果。

（5）由于影响R_f的因素较多，因此一般采用在相同实验条件下对照物质对比，以确定其异同。

七、思考题

（1）双向纸层析法分离氨基酸的原理。

（2）酸性与碱性溶剂系统对氨基酸极性基团的解离各有何影响？

（3）为什么氨基酸混合物在展开时要用两种溶剂系统？

（敖桂珍）

实验八十四   蛋白质的抽提和含量测定

一、实验目的

（1）掌握酶标仪的使用方法。

（2）熟悉蛋白质含量测定的操作方法和注意事项。

（3）了解细胞中蛋白质提取的原理和方法。

二、实验原理

以蛋白质的结构与功能为基础，从分子水平上认识生命现象，已经成为现代生物学发展的主要方向，研究蛋白质，首先要得到高度纯化并具有生物活性的目的物质。蛋白质样品的获得主要包括破碎法、沉淀法、蛋白质溶解等，可以根据实验目的选择最合适的方法。大部分蛋白质都可溶于水、稀盐、稀酸或碱溶液，少数与脂类结合的蛋白质则溶于乙醇、丙酮、丁醇等有机溶剂中，因此，可采用不同溶剂提取蛋白质。下面以贴壁细胞中蛋白质的提取为例说明蛋白质抽提及含量测定的方法。

BCA 法(bicinchoninic acid)是一种常用的测蛋白质浓度的方法。BCA 法基于双缩脲原理,碱性条件下蛋白质将 Cu^{2+} 还原成 Cu^+,BCA 螯合 Cu^+ 作为显色剂,产生蓝紫色并在 562 nm 有吸收峰,单价 Cu^+ 与蛋白质呈剂量相关性。可以根据待测蛋白在 562 nm 处的吸光度计算待测蛋白浓度。

三、实验材料

1. 药品和试剂　10 mL PBS 溶液、100 μL RIPA 细胞裂解液、BCA 蛋白定量试剂盒(工作液约 6 mL)、10 μg 蛋白酶抑制剂。

2. 仪器和材料　1 mL、200 μL、20 μL 移液枪各 1 支,1 mL 枪头 5 个,20 μL 枪头 10 个,200 μL 枪头 10 个,微型离型机 1 台,超声破碎仪 1 台,96 孔酶标板 1 个,酶标仪 1 台,1.5 mL EP 管若干个。

3. 细胞　任意动物细胞(要求贴壁生长状态好)。

四、实验流程

1. 蛋白质的抽提　取出培养皿,吸去培养液→加入预冷的 PBS 溶液→刮下细胞,转入 EP 管中→加入 RIPA 细胞裂解液→超声破碎仪超声破碎细胞→离心,除去细胞碎片→取上清,转入新的 EP 管中。

2. 蛋白质含量的测定　配制 BCA 工作液→配制 BSA 标准样品→按不同体积,将 BSA 标准样品加入 96 孔酶标板中→补充体积至 20 μL→将待测样品稀释至合适浓度,将 20 μL 样品加入至 96 孔酶标板中→加入 200 μL BCA 工作液,充分混匀→37℃ 放置 30 min→放入酶标仪中,记录吸光度值→计算蛋白质样品浓度。

五、实验操作

1. 蛋白质的抽提

(1) 实验台,上面摆有一个培养皿细胞,一个装着冰的泡沫盒,一个试管架,上面有若干个带盖子的 1.5 mL EP 管,一个低温离心机,一瓶 RIPA 细胞裂解液,一个涡旋仪。

(2) 拿出培养皿,加入预冷的 PBS 溶液。从培养箱内取出细胞培养皿,吸去培液,每孔加入 2 mL 预冷的 PBS 溶液,轻轻摇晃后吸去,洗去悬浮的死细胞及其他杂质,重复一遍。

(3) 刮细胞,加入 RIPA 细胞裂解液。

(4) 加入 1 mL PBS 溶液,用细胞刮刀将板内细胞刮下,并将细胞悬液吸至预冷的 1.5 mL EP 管中,4℃、12 000g 转速离心 5 min。

(5) 离心后吸去上清液,每管加 100 μL RIPA 细胞裂解液,吹打均匀,冰上裂解 30 min 左右。预先将 RIPA 细胞裂解液与磷酸酶抑制剂、蛋白酶抑制剂按照 100∶1 比例混合,现配现用。

（6）裂解完毕，用超声破碎仪超声破碎细胞。将每管 RIPA 细胞裂解液用超声细胞破碎仪破碎 30 s，使细胞充分裂解，期间间隔超声，以免温度过高使蛋白质降解；超声破碎仪探头深入 EP 管底部，以防液滴飞溅。

（7）4℃、12 000g 离心 15 min 去除细胞碎片，取上清液于另一组新的 EP 管中，蛋白质抽提完成。

2. 蛋白质含量的测定

（1）根据样品数量，按 50 mL BCA 试剂 A 加 1 mL BCA 试剂 B（50：1）配制适量 BCA 工作液，充分混匀。

（2）稀释标准样品：取 BSA 标准品，稀释至 0.5 mg/mL。将标准品按 0 μL、2 μL、4 μL、6 μL、8 μL、12 μL、16 μL、20 μL 加入 96 孔板中，并加 PBS 溶液补充至共 20 μL。将待测样品至合适浓度，使样品稀释液总体积为 20 μL。

（3）加入 BCA 工作液 200 μL，充分混匀，37℃放置 30 min 后，放入酶标仪中，在 562 nm 波长下，记录吸光值。根据所测样品的吸光值，利用计算公式计算出蛋白样品的实际浓度（单位：μg/ μL）。

六、注意事项

（1）为了防止蛋白质在提取过程中发生变性和降解，提取时间需要尽可能缩短，同时保持在低温环境中进行操作。

（2）为了使最终蛋白质定量结果尽可能准确，绘制标准曲线时，需要迅速，加入标准液体积准确。并且加样混合后，应充分混匀。

七、思考题

（1）简述测量蛋白质浓度的方法及其原理和优缺点。

（2）若蛋白质样品在处理过程中发生了水解，对定量结果是否产生影响？为什么？

（张海洋）

实验八十五   分光光度法测定蛋白质的含量

一、实验目的

（1）掌握分光光度计测定原理及使用方法。

（2）了解分光光度法测定蛋白质含量的原理。

二、实验原理

蛋白质分子中所含酪氨酸、色氨酸及苯丙氨酸的芳香环结构对紫外光有吸收作用。其中色氨酸的吸收最强，但由于一般蛋白质中酪氨酸的含量比色氨酸高许多，因此这一吸收可认为主要是由酪氨酸提供的。其最大值在 280 nm 左右，因而在无其他干扰物质存在的条件下，280 nm 的吸光度即可作蛋白质的测定用。但不同种的蛋白质对 280 nm 波长的光吸收强度因芳香性氨基酸残基含量的不同而略有差异。

分光光度法测定蛋白质含量的原理为：一般蛋白质的吸收光谱的吸收高峰在 280 nm 波长。在 280 nm 波长吸收峰的光密度值（OD）与蛋白质浓度成正比，因此 280 nm 的吸光度可作为蛋白质定量测定的依据。

三、实验材料

1. 药品和试剂　牛血清白蛋白固体、氯化钠固体、纯净水。
2. 仪器和材料　3.5 mL 石英比色皿 7 个、5 mL 移液枪 1 支、紫外-可见分光光度计 1 台、分析天平 1 台、100 mL 容量瓶 1 个、10 mL 塑料管 1 个、5 mL 塑料管 5 个、5 mL 枪头 1 盒、10 mL 移液管若干根。

四、实验流程

配制蛋白质母液、生理盐水→配制梯度浓度蛋白质溶液、未知浓度蛋白质溶液→吸光度测定→绘制标准曲线→计算出未知浓度。

五、实验操作

1. 配制母液　① 配制 0.9% 氯化钠溶液：用分析天平称取 0.9 g 氯化钠于 100 mL 容量瓶中，用纯净水定容至 100 mL，制得 0.9% 氯化钠溶液备用；② 配制 1 mg/mL 的牛血清白蛋白母液：用分析天平称取 8 mg 牛血清白蛋白于 10 mL 塑料管中，然后用移液管移入 8 mL 0.9% 氯化钠溶液使其溶解，即制得 1 mg/mL 的牛血清白蛋白母液，备用。

2. 配制未知浓度样品溶液　在一组干的 5 mL 塑料管中，分别移取母液 400 μL、800 μL、1 200 μL、1 600 μL、2 000 μL，然后再分别移入 0.9% 氯化钠溶液 3 600 μL、3 200 μL、2 800 μL、2 400 μL、2 000 μL，即配得 0.1 mg/mL、0.2 mg/mL、0.3 mg/mL、0.4 mg/mL、0.5 mg/mL 的牛血清白蛋白溶液，体积均为 4 mL。未知浓度待测蛋白质溶液用 0.9% 氯化钠溶液稀释至适宜浓度。

3. 测定标准工作曲线　用紫外-可见分光光度计分别测定每一浓度的白蛋白溶液的最大吸光度值，以 0.9% 氯化钠溶液作为空白调基线，记录所得读数，做标准工作曲线，并检查计算所得结果是否与实际浓度相符。

4. 测定未知溶液吸光度并计算浓度　取未知浓度待测蛋白质溶液,测定最大吸光度值,根据标准工作曲线计算待测液浓度。

六、注意事项

(1) 每次测量时都应以 0.9% 氯化钠溶液作为空白调基线,以减去自身溶剂干扰。

(2) 如果样品光吸收值大于 2.0,应将样品稀释至光吸收值小于 2.0。

(3) 如果 $A_{280}/A_{260}<0.6$,则样品存在核酸污染,需要用以下的公式计算蛋白浓度:

$$蛋白质浓度(mg/mL)=(1.55\times A_{280})-(0.76\times A_{260})$$

$$或蛋白质浓度(mg/mL)=A_{205}\div(27+A_{280}/A_{205})$$

七、思考题

(1) 紫外-分光法测定蛋白质含量的波长有哪些?

(2) 紫外-分光法测定蛋白质含量的优点主要有哪些?

(3) 使用容量瓶配制溶液时有哪些注意事项?

(张秀莉)

实验八十六　考马斯亮蓝染色法测定蛋白质的溶液浓度

一、实验目的

(1) 掌握考马斯亮蓝染色法测定蛋白质溶液浓度的原理和过程。

(2) 熟悉蛋白质溶液浓度测定的影响因素。

二、实验原理

1976 年 Bradford 等建立了用考马斯亮蓝 G-250 与蛋白质结合,迅速、灵敏地定量测定蛋白质溶液浓度。染料与蛋白质结合后引起染料最大吸收的改变,从 465 nm 变为 595 nm,光吸收增加。蛋白质-染料复合物具有较大的吸光系数,因此大大提高了蛋白质溶液测定的灵敏度,最低检出量为 1 μg 蛋白质。染料与蛋白质的结合过程很迅速,大约只需 2 min,结合物的颜色在 1 h 内是稳定的。由于该法简单迅速,干扰物质少,灵敏度高,现已广泛应用于蛋白质溶液浓度的测定。

三、实验材料

1. 试药和试剂 考马斯亮蓝 G-250 溶液（0.01%）、牛血清白蛋白标准品溶液（1 mg/mL）、供试品溶液（20～50 mg/mL）、纯水。

2. 仪器和材料 紫外-可见分光光度计 1 台、电子天平（万分之一）、涡旋振荡器 1 台、移液枪 1 支、10 mL 具塞试管 15 支。

四、实验流程

标准品溶液 5 μL、10 μL、20 μL、50 μL、100 μL（各 2 份）→分别置于 10 mL 具塞试管中→加水稀释至 0.1 mL→取供试品溶液 0.1 mL（3 份）→分别置于 10 mL 具塞试管中→取水 0.1 mL（2 份）→分别置于 10 mL 具塞试管中→以上 15 支具塞试管分别加 5 mL 蛋白质试剂→振荡→静置 2 min→标准曲线溶液和供试品溶液于 595 nm 测定吸光度。

五、实验操作

1. 标准曲线准备 取标准品溶液 5 μL、10 μL、20 μL、50 μL、100 μL（各 2 份），分别置于 10 mL 具塞试管中，加水稀释至 0.1 mL。

2. 供试品准备 取供试品溶液 0.1 mL（3 份），置于 3 支 10 mL 具塞试管中。

3. 空白溶液准备 取水 0.1 mL（2 份），置于 10 mL 具塞试管中。

4. 显色 以上 15 支具塞试管分别加 5 mL 蛋白质试剂，充分振荡混合，静置 2 min。

5. 测定吸光度 空白溶液用于调校紫外-可见分光光度计。标准曲线溶液和供试品溶液于 595 nm 测定吸光度。

六、实验结果

1. 绘制标准曲线，计算回归方程和相关系数 将数据记录在表 6-2。

表 6-2 标准曲线数据

体积(μL)	5	10	20	50	100
C_s(mg/mL)					
A_1					
A_2					
回归方程和相关系数					

2. 计算蛋白质溶液浓度 将数据记录在表 6 - 3。

表 6 - 3 供试品数据

A			
$C_x(mg/mL)$			
$RSD(\%)$			

七、注意事项

（1）牛血清白蛋白预先经微量凯氏定氮法测定蛋白质含量,根据其含量确定称取量,或根据牛血清白蛋白的紫外吸光系数为 6.6 来确定。

（2）K^+、Na^+、Mg^{2+}、$(NH_4)_2SO_4$ 和乙醇等物质不干扰测定,而大量的去污剂如 Triton X - 100 和 SDS 等严重干扰测定,少量的去污剂可通过适当的对照而消除。

（3）如果测定要求很严格,可以在试剂加入后的 5～20 min 内测定吸光度,因为在这段时间内颜色是最稳定的;吸光度测定需在 1 h 内完成。

（4）测定中,蛋白质-染料复合物会有少部分吸附于比色皿壁上,实验证明此复合物的吸附量是可以忽略的;测定完毕后可用乙醇将比色皿壁上的残留溶液洗干净。

八、思考题

（1）测标准曲线溶液吸光度时,为什么要从低浓度测到高浓度?

（2）哪些物质会影响考马斯亮蓝染色法的测定结果?

（3）在本实验方案中,供试品是要求平行测 3 份的,若有 1 份的数据与另 2 份相差较大,是否可以直接舍弃? 为什么?

（张经硕）

实验八十七 双缩脲法测定蛋白质的溶液浓度

一、实验目的

（1）掌握双缩脲法测定蛋白质溶液浓度的原理和过程。

（2）熟悉蛋白质溶液浓度测定的影响因素。

二、实验原理

双缩脲反应的原理是在呈蓝色的碱性硫酸铜溶液存在的情况下,肽键与铜离子结合,生成蓝紫色的化合物,此化合物在 540 nm 的吸光度与肽键的数量呈正比例关系,因此可计算出蛋白质的溶液浓度。双缩脲法在 5～160 mg/mL 浓度范围内有较好的线性关系。

三、实验材料

1. 试药和试剂 双缩脲试剂、牛血清白蛋白标准品溶液(160 mg/mL)、供试品溶液(60～80 mg/mL)、PBS 溶液。

2. 仪器和材料 酶标仪 1 台、电子天平(万分之一)1 台、移液枪 1 支、96 孔板 1 个。

四、实验流程

标准品溶液 0 μL、1 μL、2 μL、4 μL、8 μL、12 μL、16 μL、20 μL(各 2 份)→置于 96 孔板标准品孔→PBS 溶液补足至 20 μL→供试品溶液 20 μL(3 份)→置于 96 孔板样品孔→以上各孔加入 200 μL 双缩脲试剂→室温放置 10～15 min→测定 540 nm 波长处的吸光度。

五、实验操作

1. 标准曲线准备 将标准品溶液按 0 μL、1 μL、2 μL、4 μL、8 μL、12 μL、16 μL、20 μL(各 2 份)加到 96 孔板的标准品孔,加 PBS 溶液补足至 20 μL。

2. 供试品准备 取供试品溶液 20 μL(3 份)加到 96 孔板的样品孔中。

3. 显色 以上各孔加入 200 μL 双缩脲试剂,室温放置 10～15 min。

4. 测定吸光度 测定 540 nm 波长处的吸光度,如无 540 nm 波长,用 510～562 nm 之间的波长也可。

六、实验结果

1. 绘制标准曲线,计算回归方程和相关系数 将数据记录在表 6-4。

表 6-4 标准品曲线数据

体积(μL)	1	2	4	8	12	16	20
C_S(mg/mL)							
A_1							
A_2							
回归方程和相关系数							

2. 计算蛋白质溶液浓度　将数据记录在表 6-5。

表 6-5　供试品数据

A			
C_x(mg/mL)			
RSD(%)			

七、注意事项

(1) 牛血清白蛋白预先经微量凯氏定氮法测定蛋白质含量,根据其含量确定称取量,或根据牛血清白蛋白的紫外吸光系数为 6.6 来确定。

(2) 双缩脲法兼容性很好,不受大部分样本中其他成分的影响,但易受铜离子螯合剂的影响。另外,对于血清总蛋白的双缩脲分析,胆红素、脂类、血红蛋白、葡聚糖具有一定干扰作用。

(3) 待测蛋白质和蛋白质标准加入双缩脲试剂后,如果发现检测效果不佳,可以室温放置 1 h 或 60℃放置 15 min,颜色会随着时间的延长不断加深。

(4) 测定标准曲线时若发现随着标准品浓度的增加吸光度或颜色没有明显变化,可能的原因是溶液中含有铜离子螯合剂。

(5) 蛋白质浓度低于 20 mg/mL 时,颜色反应呈不明显的蓝色;当大于 40 mg/mL 时,即可呈现明显的蓝紫色。

(6) 氨基酸和二肽不发生双缩脲反应,三肽、寡肽和多肽与铜离子的双缩脲复合物呈粉红色至紫红色,与蛋白质的双缩脲反应颜色不同。

(7) 检测中若发现所有孔都呈暗紫色,可能原因是溶液中含有还原剂,应适当透析或稀释溶液。

八、思考题

(1) 测定标准曲线时若发现随着标准品浓度的增加吸光度或颜色没有明显变化,可能的原因有哪些?

(2) 用双缩脲法测定血清总蛋白质浓度时,可能产生干扰的内源性物质有哪些?

(3) 实验数据要求真实,若实验记录中发现数据记录存在笔误,应该如何修改?

(张经硕)

实验八十八　BCA 法测定蛋白质的溶液浓度

一、实验目的

（1）掌握 BCA 法测定蛋白质含量的基本操作。

（2）了解 BCA 法的原理。

二、实验原理

BCA 是一种利用含铜试剂与蛋白质反应并通过比色来检测非纯蛋白质的浓度的方法。它通常用于稀释的蛋白质浓度检测及那些含有在紫外区域有光吸收的杂质蛋白质的浓度检测。与上个实验介绍的双缩脲法相似，BCA 法也需要碱性硫酸铜溶液。但与双缩脲法不同的是，BCA 法是检测 Cu^+ 的方法，因为在碱性环境下，Cu^{2+} 会被蛋白质还原为 Cu^+。两个联喹啉二羧酸 BCA 分子和一个 Cu^+ 形成紫色的螯合物（Cu^+ - BCA），在 562 nm 处有最大光吸收。

三、实验材料

1. 药品和试剂　BCA 试剂盒和待测蛋白质样品溶液。

2. 仪器和材料　微量移液器、加样槽 1 个、涡旋振荡器、96 孔板 1 个、酶标仪、微孔板恒温振荡器、EP 管 9 个。

四、实验流程

蛋白质标准品 BSA 溶液制备→测定→标准曲线绘制→待测样本与 BCA 反应→吸光度读取→蛋白质浓度计算。

五、实验操作

1. 蛋白质标准品的配制　取 1.2 mL 蛋白质标准配制液加入一管标准蛋白质（30 mg BSA）中，充分溶解后配制成 25 mg/mL 的蛋白质标准溶液。取适量 25 mg/mL 蛋白质标准溶液，稀释至终浓度为 0.5 mg/mL。

2. BCA 工作液的配制　根据样品数量，按 50 体积 BCA 试剂 A 加 1 体积 BCA 试剂 B（50∶1）配制适量 BCA 工作液，在加样槽中充分混匀。

3. 蛋白质样品与 BCA 混合反应　在 EP 管中分别配制浓度为 0 mg/mL、0.025 mg/mL、

0.05 mg/mL、0.1 mg/mL、0.2 mg/mL、0.3 mg/mL、0.4 mg/mL、0.5 mg/mL 的 BSA 溶液,并用涡旋振荡器充分混匀。

向 96 孔板的样品孔中加入 BSA 溶液和待测蛋白质样品溶液,每孔 20 μL,每个浓度 BSA 至少加 2 个孔,以保证标准曲线的准确性。为防止测定的蛋白质浓度超出线性范围,通常需要稀释待测蛋白样品。

使用 8 通道移液器将 BCA 工作液加入 96 孔板中,每孔 200 μL。

将 96 孔板放置于微孔板恒温振荡器中,37 度孵育 30 min。

4. 酶标仪读取吸光度　孵育完成后,将 96 孔板放置于酶标仪中,测定 562 nm 处的吸光度。

5. 建立标准曲线并测定蛋白质浓度　拷取酶标仪测得的数据,在 EXCEL 中建立标准曲线,根据得到的曲线公式计算出待测蛋白质样品的浓度。如果待测样品是稀释过的,还需要把计算得到的浓度值乘以稀释倍数。

六、注意事项

(1) 使用 BCA 法测定蛋白质浓度一定要建立好准确的标准曲线。

(2) 为了减少 96 孔板的孔间差异,一个样品至少需要测两个孔。

(3) 为了避免待测样本吸光度超过标准曲线的线性范围,建议对待测样品进行一定程度的稀释。

(4) 为了保证蛋白质浓度检测的准确性,应该严格控制好孵育温度和时间。

七、思考题

(1) BCA 法中为何每个样品至少需要测两个孔?

(2) 为什么每次用 BCA 法检测蛋白质浓度都要重新建立标准曲线?

(3) 检测蛋白质浓度的方法有多种,在选择方法时应该考虑哪些因素?

(徐明明)

附 实验报告表格和指导教师批阅评分参考表

实 验 报 告		
课程名称		
实验编号及实验题目		
院系	专业	班级
姓名	学号	实验日期及室温
实验目的		
实验原理		
实验材料		
实验要求和实验安全隐患		
实验过程、现象和结果（原始记录）		
实验结果分析		
结论及讨论		
思考题		

指导教师批阅意见：（在相应栏目中打"√"）

评价等级	预习情况		实验过程和报告撰写				总体评价
	掌握实验目的、实验原理、要求和流程	实验态度端正，注重安全	动手能力和团队协作能力	按要求如实记录实验过程、现象和结果	分析或说明实验结果正确	实验结论和讨论合理并回答思考题	
好							
中							
差							

成绩评定：

指导教师签字：

年　月　日